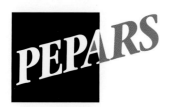

JN095145

【ペパーズ】
編集企画にあたって…

　この度，「ケロイド・肥厚性瘢痕治療 update」の編集を担当させていただきました，大分大学医学部附属病院形成外科の清水史明です．

　ご存じの通り，ケロイド・肥厚性瘢痕は人間以外の動物には発生することがないため，動物実験モデルを作成することができず，急速な治療法の発展が難しい領域とされています．一方で，長い臨床データの蓄積から，少しずつ確実に治療法や病態解明が進歩している分野でもあります．近年の大きな変化としては，2018 年に Japan Scar Workshop（JSW）Scar Scale を用いたケロイド・肥厚性瘢痕の治療指針が発行され，翌 2019 年にはそれが英訳され，Burns and Trauma に掲載されました．それに伴い，共通した診断指標に基づいて，標準化されたケロイド・肥厚性瘢痕治療を行うことが，全国的に広がり，さらに世界的にも広がりつつあることが挙げられます．また，従来から言われていた通り，瘢痕に加わる張力がケロイド発生に大きな影響を及ぼすメカニズムが様々な基礎研究にて解明され，改めて力学を意識した皮膚縫合法や圧迫固定法などの重要性が再認識されました．更に，技術の発展に伴い，様々な診断機器や画像解析ソフトなどが開発され，これらを用いた傷跡診断が可能となってきています．人工知能の発展などもあり，今後これらが診断・評価法の主流になると思われます．薬物療法については，ステロイド局所投与が治療所軸であることは従来と変わっていませんが，外用，ODT や局注療法と，それに外科的治療を併用した治療戦略などが確立されその有用性が報告されています．また，既知の薬剤でケロイド・肥厚性瘢痕への有用性が認められた薬剤もいくつか発見されており，薬物治療の選択肢も増えてきています．ケロイドに対する放射線治療においても，その症例データの蓄積とともに，適応や照射方法・照射量に対する共通認識が確立されつつあります．レーザー治療の有効性を示すケロイド・肥厚性瘢痕症例もあり，これらも症例データが蓄積されつつあり，その適応や治療戦略について少しずつわかってきている現状です．

　今回は診断法や治療法の各分野において，多くの経験を有する方々に執筆を依頼させていただきました．現段階でのケロイド・肥厚性瘢痕治療の現状がわかる内容となっております．本内容が読者の方々の今後の傷あと診療の一助になることを祈念いたします．

2021 年 4 月

清水史明

KEY WORDS INDEX

WRITERS FILE

ライターズファイル（五十音順）

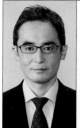

赤石　諭史
（あかいし　さとし）
2000年　日本医科大学卒業
2000年　同大学高度救命救急センター入局
2002年　同大学形成外科入局
2005年　会津中央病院形成外科，部長
2008年　日本医科大学形成外科，講師
2010年　米国スタンフォード大学留学（～2012年）
2017年　日本医科大学形成外科，准教授・武蔵小杉病院，部長
2020年　同大学形成外科，武蔵小杉病院教授

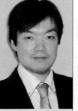

小川　令
（おがわ　れい）
1999年　日本医科大学卒業
1999年　同大学形成外科入局
2005年　同大学大学院修了
2005年　会津中央病院形成外科，部長
2006年　日本医科大学形成外科，講師
2007年　米国ハーバード大学形成外科，研究員
2009年　日本医科大学形成外科，准教授
2013年～現在　東京大学，非常勤講師（兼任）
2015年　日本医科大学形成外科，主任教授

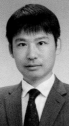

長尾　宗朝
（ながお　むねとも）
2001年　岩手医科大学卒業
2001年　同大学形成外科入局
2005年　北海道大学形成外科，医員
2010年　同大学大学院医学研究科修了
2010年　KKR札幌医療センター斗南病院形成外科，医長
2010年　岩手医科大学形成外科，助教
2015年　同，講師
2018年　東北大学形成外科，助教

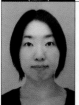

上原　幸
（うえはら　みゆき）
2006年　大分大学医学部附属病院，初期研修医
2008年　同大学医学部附属病院形成外科学，医員
2009年　大分市医師会立アルメイダ病院形成外科，医員
2011年　台湾長庚記念病院形成外科留学
　　　　大分大学医学部附属病院形成外科学，医員
2014年　同，助教
2018年　同，診療講師

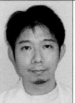

清水　史明
（しみず　ふみあき）
1999年 3月　熊本大学卒業
　　　 5月　大分医科大学付属病院皮膚科形成外科診療班入局
　　　10月　健和会大手町病院形成外科，医員
2000年11月　兵庫県立こども病院形成外科，医員
2002年 1月　大分大学医学部附属病院皮膚科形成外科診療班，助手
2005年 1月　長庚記念病院形成外科（台湾）留学
2006年 1月　大分大学医学部附属病院形成外科，助教
2012年 8月　同，講師
2013年 6月　同，臨床准教授
　　　12月　同，診療科長
2017年10月　同，診療教授

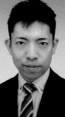

前田　拓
（まえだ　たく）
2006年　神戸大学卒業
　　　　北海道大学形成外科入局
2018年　同大学形成外科大学院修了
　　　　同大学形成外科，助教

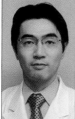

大城　貴史
（おおしろ　たかふみ）
1996年　慶應義塾大学卒業
　　　　同大学形成外科入局
2001年　埼玉医科大学総合医療センター形成外科，助手
2003年　慶應義塾大学形成外科，助手
2004年　医療法人社団慶光会大城クリニック

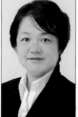

土佐　眞美子
（とさ　まみこ）
1992年　日本医科大学卒業
　　　　同大学形成外科入局
1997年　同大学形成外科，助教
2008年　同大学武蔵小杉病院形成外科，講師
2018年　同大学付属病院形成外科，准教授

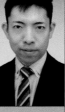

山脇　聖子
（やまわき　さとこ）
1994年　高知医科大学（現，高知大学）卒業
1994年　京都大学形成外科入局
1995年　京都桂病院形成外科
1997年　第二赤十字病院形成外科
2001年　医仁会武田総合病院形成外科
2003年　草津総合病院形成外科
2006年　草津総合病院形成外科，部長
2007年　京都大学医学研究形成外科，助教
2014年　同大学医学研究科博士課程修了
2014年　同大学医学研究形成外科，助教
2015年　医仁会武田総合病院形成外科，部長
2016年　福井赤十字病院形成外科，部長
2020年　大阪赤十字病院形成外科，副部長

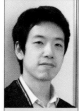

岡部　圭介
（おかべ　けいすけ）
2004年　慶應義塾大学卒業
2004年　静岡赤十字病院，初期臨床研修医
2006年　慶應義塾大学医学部形成外科学，専修医
2010年　同大学大学院医学研究科博士課程修了
2014年　同大学医学部形成外科学，助教
2016年　同大学医学部形成外科学，講師

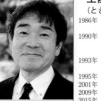

土佐　泰祥
（とさ　やすよし）
1986年　昭和大学卒業
　　　　同大学形成外科入局
1990年　同大学大学院修了
　　　　帝京大学形成外科，外来医長
1993年　米国ハーバード大学MGH形成外科留学
1995年　昭和大学形成外科，助手
2001年　同，専任講師
2009年　同，准教授
2015年　米国オハイオ州立大学形成外科，客員教授
2021年　昭和大学，教授

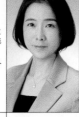

CONTENTS ケロイド・肥厚性瘢痕治療 update

編集／大分大学診療教授　清水史明

◆編集顧問／栗原邦弘　中島龍夫
　　　　　百束比古　光嶋　勲
◆編集主幹／上田晃一　大慈弥裕之　小川　令

【ぺパーズ】
PEPARS No.173/2021.5◆目次

「PEPARS®」とは Perspective Essential Plastic
Aesthetic Reconstructive Surgery の頭文字よ
り構成される造語.

きず・きずあとを扱うすべての外科系医師に送る！

ケロイド・肥厚性瘢痕 診断・治療指針 2018

編集／瘢痕・ケロイド治療研究会

2018年7月発行　B5判　オールカラー　102頁　定価4,180円（本体3,800円＋税）

難渋するケロイド・肥厚性瘢痕治療の道しるべ
瘢痕・ケロイド治療研究会の総力を挙げてまとめました！

目　次

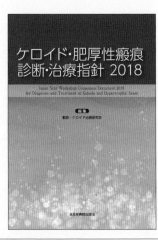

▼check !!

（株）全日本病院出版会

〒113-0033　東京都文京区本郷3-16-4
TEL：03-5689-5989　FAX：03-5689-8030
www.zenniti.com

PEPARS No.173：1-7, 2021

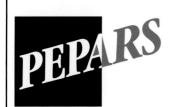

◆特集／ケロイド・肥厚性瘢痕治療 update

本邦におけるケロイド・肥厚性瘢痕の診断・治療指針

小川 令*

Key Words：ケロイド（keloid），肥厚性瘢痕（hypertrophic scar），JSW Scar Scale；JSS，SCAR-Q，瘢痕スケール（scar scale）

Abstract 瘢痕の評価は，患者自身の満足度を与した評価方法が報告されるようになっている．本邦ではざ瘡など熱傷以外の要因から発症するケロイドをも対象とした，瘢痕・ケロイド治療研究会（JSW）によるJSS（JSW Scar Scale）が使用されている．スマートフォンのアプリケーションから，JSS を含めいくつかの評価法が使用できるため，忙しい外来診療中でも評価が可能となっている．

瘢痕評価スケール

ケロイド・肥厚性瘢痕の治療適応を診断したり，治療結果を評価するために，客観的な瘢痕の評価は大切である．歴史的に瘢痕の評価法は，熱傷瘢痕を評価するために開発・使用されてきた．最近では患者自身の満足度を与した評価方法が報告されるようになっている．本邦では，ざ瘡など熱傷以外の要因から発症するケロイドをも対象とした，瘢痕・ケロイド治療研究会（JSW）によるJSS（JSW Scar Scale）が使用されている（表1）．スマートフォンのアプリケーションから，JSS を含めいくつかの評価法が使用できるため，忙しい外来診療中でも評価が可能となっている．

1．Vancouver Scar Scale（VSS）

1990 年に Vancouver General Hospital の熱傷ユニットが熱傷瘢痕の評価法を報告した[1]．それが多くの熱傷施設で使用されるようになり，後にVancouver Scar Scale（VSS）[2]と呼ばれるように

なった．瘢痕の赤さ，色素沈着・色素脱失，柔らかさ，高さを評価するシンプルでわかりやすい評価法である．

2．Seattle Scar Scale（SSS）

1997 年に米国 Seattle の Washington Burn Center が報告した瘢痕評価法である[3]．カラー写真を用いて表面性状，高さ，辺縁の高さ，周辺皮膚との調和性を評価する．しかし，肥厚性瘢痕と萎縮瘢痕は炎症のあり・なしという観点からは正反対であるが，双方とも外観が正常皮膚と異なるため，区別しにくいという問題点があった．

3．Manchester Scar Scale（MSS）

1998 年に英国 Manchester の Withington Hospital のグループが報告した評価法である[4]．瘢痕の色調やてかり，形状や性状について評価する．後に visual analogue scale（VAS）を用いて，さらに詳細な評価法が報告された[5]．

4．Matching Assessment of Scars and Photographs（MAPS）

2005 年に，オーストラリアの Royal Adelaide Hospital の作業療法士のグループが SSS の問題点を改善し，経過観察期間を経て瘢痕の性状の変化を評価できるように工夫した[6]．

---

* Rei OGAWA，〒113-8603 東京都文京区千駄木 1-1-5 日本医科大学形成外科，教授

表 1. JSW Scar Scale(JSS) 2015(ケロイド・肥厚性瘢痕　分類・評価表)

分類表(グレード判定・治療指針決定用)			評価表(治療効果判定・経過観察用)			
リスク因子			**1. 硬結**			
1. 人種	黒色系人種	2	0：な　し	1：軽　度	2：中等度	3：高　度
	その他	1				
	白色系人種	0				
2. 家族性	あり	1	**2. 隆起** (図 5)			
	なし	0	0：な　し	1：軽　度	2：中等度	3：高　度
3. 数	多発	2	**3. 瘢痕の赤さ** (図 6)			
	単発	0	0：な　し	1：軽　度	2：中等度	3：高　度
4. 部位	前胸部, 肩-肩甲部, 恥骨上部	2	**4. 周囲発赤浸潤** (図 7)			
	その他	0	0：な　し	1：軽　度	2：中等度	3：高　度
5. 発症年齢	0 歳~30 歳	2	**5. 自発痛・圧痛**			
	31 歳~60 歳	1	0：な　し	1：軽　度	2：中等度	3：高　度
	61 歳~	0				
6. 原因	不明もしくは微細な傷(ざ瘡や虫刺され)	3	**6. 掻　痒**			
	手術を含むある程度の大きさの傷	0	0：な　し	1：軽　度	2：中等度	3：高　度
現症						
7. 大きさ(最大径×最小径 cm²)	20 cm²以上	1			計 0~18	
	20 cm²未満	0				
8. 垂直増大傾向(隆起) (図 1)	あり	2				
	なし	0				
9. 水平拡大傾向 (図 2)	あり	3				
	なし	0				
10. 形状 (図 3)	不整形あり	3				
	その他	0				
11. 周囲発赤浸潤 (図 4)	あり	2				
	なし	0				
12. 自覚症状(疼痛・掻痒など)	常にあり	2				
	間欠的	1				
	なし	0				
		計 0~25				

評価表 備考
軽　度：症状が面積の 1/3 以下にある, または症状が間欠的なもの
高　度：症状がほぼ全体にある, または症状が持続するもの
中等度：軽度でも高度でもないもの

分類表 備考
0~5　　正常瘢痕的性質　(治療抵抗性：低リスク)
6~15　　肥厚性瘢痕的性質　(治療抵抗性：中リスク)
16~25　ケロイド的性質　(治療抵抗性：高リスク)

＜分類表の使用法＞
＊判定は初診時に行う
(すでに治療が行われている場合問診を参考にし, 治療前の症状を可能な限り評価する)
＊範囲の大きいものでは, 症状が最も強い部分を評価する
＊複数あるものでは, それぞれにつき, 4~12 を個別に評価する(1~3 は共通)

小川　令, 赤石諭史, 秋田定伯, 岡部圭介, 清水史明, 須永　中, 土佐泰祥, 長尾宗朝, 村尾尚規, 山脇聖子：瘢痕・ケロイド治療研究会 ケロイド・肥厚性瘢痕 分類・評価ワーキンググループ. JSW Scar Scale. Available online at：http://www.scar-keloid.com/download.html
※JSS 2015 には図 1~図 7 の参考写真の附図があるが, 今回は誌面の都合上, 割愛した.

5．Patient and Observer Scar Assessment Scale（POSAS）

2004 年に，オランダ Amsterdam の形成外科のグループがいままでのすべての瘢痕評価法で抜けていた患者の主観を組み込んだ評価法を報告した[7]．POSAS は世界中で幅広く利用されており，マイナー改訂を繰り返している．2021 年にはバージョン 3.0 が報告される予定である[8]．

6．Stony Brook Scar Evaluation Scale（SBSES）

2007 年に，米国 New York の Stony Brook University のグループが主として外傷瘢痕において，瘢痕の幅，隆起と陥凹，色，縫合糸痕，全体的な外観について評価する方法を報告した[9]．

7．Kyoto Scar Scale（KSS）

2011 年に，京都大学形成外科の山脇らによって報告された[10]．他覚的所見として，瘢痕の赤さ，硬さ，隆起，自覚的所見として痒みと痛みを評価する．ケロイドを対象として本評価法が用いられている．

8．JSW Scar Scale（JSS）

2011 年に，瘢痕・ケロイド治療研究会によって報告された[11]．2015 年には改訂版が報告されている[12]～[14]．JSS の特徴は，分類表と評価表の 2 つを有しており，さらにケロイド・肥厚性瘢痕を一連の異常瘢痕として捉えている点にある．リスク因子と現症をスコアリングすることにより，ケロイド的性質が強いか，肥厚性瘢痕的性質が強いか，あるいは正常瘢痕的性質が強いかを判断できる．分類表では，リスク因子として人種，家族性，数，部位，発症年齢，原因を点数化し，さらに現症として大きさ，垂直増大傾向，水平拡大傾向，形状，周囲発赤浸潤，自覚症状を点数化して加算する．合計点が 0～5 点では正常瘢痕的性質，6～15 点では肥厚性瘢痕的性質，16～25 点でケロイド的性質が強いと判断される．評価法では，硬結，隆起，瘢痕の赤さ，周囲発赤浸潤，自発痛・圧痛，掻痒についてそれぞれ 0～3 点で評価する．合計点が 0～18 点になるが，経時的にみて治療効果が得ら

れているかを点数で評価することができる．

JSS の特筆すべき点は，評価者の判断を助ける材料となる参考写真が提示されていることであろう．

9．SCAR-Q

2009 年に Q-Portfolio プロジェクトとして，米国やカナダを中心とした形成外科医のグループが乳房再建の評価法である BREAST-Q[15] を報告した．その後，FACE-Q[16]，BODY-Q[17]，や CLEFT-Q[18] が報告され，その一環として 8 歳以上の熱傷・外傷・手術後瘢痕を有する患者を対象に SCAR-Q[19] を報告した．さらにはざ瘡患者を対象とした ACNE-Q[21] も報告され，今後 WOUND-Q，HAND-Q，EAR-Q，HYPOSPADIAS-Q，LIMB-Q，GENDER-Q も開発される予定となっている[22]．これらはアンケート調査による患者の主観的な評価（patient reported outcome measurment；PROM）であるが，SCAR-Q では，瘢痕の外観（大きさや色，形など），症状（疼痛や掻痒），心理・社会的影響を評価できるようになっている．

10．スマートフォンのアプリケーション

スマートフォンのアプリケーション ClinMAP-S™Pro には，いくつかの瘢痕評価法が搭載されており，クリックで手軽に瘢痕を評価することができる[23]．MAPS を報告した Royal Adelaide Hospital のグループが開発した．搭載されているスケールは，MAPS，VSS，POSAS，そして本邦の JSS である．Apple の App Store からダウンロードできる．忙しい外来診療にも耐え得る実用性となっている．

本邦の診断・治療指針

瘢痕・ケロイド治療研究会は，本邦におけるケロイド・肥厚性瘢痕の治療指針を作成するために活動を行ってきたが，2018 年にケロイド・肥厚性瘢痕 診断・治療指針 2018[13] を出版した．これは英訳され雑誌 Burns and Trauma からも出版されており[14]，世界中で引用され始めている．いわゆる熱傷や外傷瘢痕のみならず，ケロイド・肥厚性

表 2. 一般施設での加療（文献 13 より引用）

●ケロイド・肥厚性瘢痕の診断をした上で，小児に対しては，副腎皮質ホルモンテープ剤の治療を，成人に対しては，下記の治療を複合的に用いるとよい．

●傷の初期治療から行っている場合は，いかなる傷でもケロイド・肥厚性瘢痕が発生する可能性を考え，早期に下記の手段を用いて複合的に予防を行うことが大切である．

●患者に肉体労働やスポーツなどの生活習慣上の悪化因子があれば，改善を提案するとよい．

●できるだけ疼痛を与えない治療から開始する．

- 副腎皮質ホルモン剤
- 各種外用剤
- 内服薬（トラニラスト，柴苓湯など）
- 安静・固定療法（テープ，ジェルシートなど）
- 圧迫療法（包帯，サポーター，ガーメントなど）

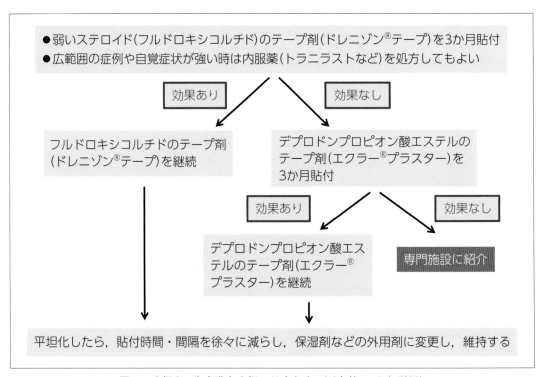

図 1. 小児（20 歳未満を小児の目安とする）（文献 13 より引用）

瘢痕を対象とした治療指針としては世界初のものである．

　この診断・治療指針では JSS 2015[12] が用いられているが，4 つの大きなパート；1. 診断アルゴリズム，2. 治療アルゴリズム，3. 治療法各論，4. 部位別治療指針に区分されている．

　診断アルゴリズムでは，良性・悪性腫瘍との鑑別診断から病理診断，画像診断，そして JSS 2015 による瘢痕そのものの診断が記載されている．た

とえば，隆起性皮膚線維肉腫（dermatofibrosarcoma protuberans；DFSP）などは外観がケロイドに似ており，ケロイドとして紹介されてくることもあるため，鑑別診断は重要である．

　治療アルゴリズムでは，一般施設での加療（表2，図1，2），専門施設での加療（表3）がそれぞれ記載されており，一般施設での加療においては，小児（図1）と成人（図2）の治療アルゴリズムが掲示されている．本邦ではケロイド・肥厚性瘢痕に

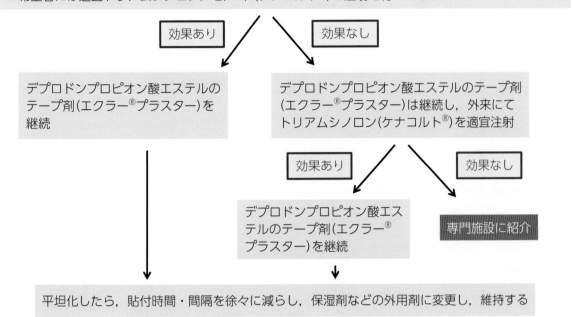

●強いステロイド(デプロドンプロピオン酸エステル)のテープ剤(エクラー®プラスター)を3か月貼付
●軽症例には弱いステロイド(フルドロキシコルチド)のテープ剤(ドレニゾン®テープ)を使用してもよい
●広範囲の症例や自覚症状が強い時は内服薬(トラニラストなど)を処方してもよい
●関節・可動部は包帯,サポーターなどで圧迫・安静・固定を行うとよい
●希望者には適宜トリアムシノロンアセトニド(ケナコルト®)の注射を行ってもよい

効果あり

効果なし

デプロドンプロピオン酸エステルの
テープ剤(エクラー®プラスター)を
継続

デプロドンプロピオン酸エステルのテープ剤
(エクラー®プラスター)は継続し,外来にて
トリアムシノロン(ケナコルト®)を適宜注射

効果あり

効果なし

デプロドンプロピオン酸エス
テルのテープ剤(エクラー®
プラスター)を継続

専門施設に紹介

平坦化したら,貼付時間・間隔を徐々に減らし,保湿剤などの外用剤に変更し,維持する

図 2. 成人(文献 13 より流用)

表 3. 専門施設での加療(文献 13 より流用)

●ケロイド・肥厚性瘢痕の症状や部位を適切に判断し,下記の治療を複合的に用いて,Ⅲ.
　治療法各論,Ⅳ. 部位別治療指針に従って治療する.
●患者に肉体労働やスポーツなどの生活習慣上の悪化因子があれば,改善を提案するとよい.

- 副腎皮質ホルモン剤
- 各種外用剤
- 内服薬(トラニラスト,柴苓湯)
- 安静・固定療法(テープ,ジェルシートなど)
- 圧迫療法(包帯,サポーター,ガーメントなど)
- 手術
- 放射線治療
- レーザー治療
- メイクアップ治療
- 精神的ケア
- その他

対する第1選択治療（1st line therapy）は，副腎皮質ステロイドテープ剤であると言ってよい．特にデプロドンプロピオン酸エステル製剤（エクラー®プラスター）は効果が高く，成人の第1選択，皮膚が薄い小児ではフルドロキシコルチド製剤（ドレニゾン®テープ）が第1選択となっている．これらを3か月以上使用して効果がない場合は，専門施設において，手術および術後放射線治療を含めた専門治療を行うことが推奨されている．

治療法各論は，16項目それぞれにおいて概念，ヒントとコツ，注意，ゴールが記載されている．部位別治療指針は，12部位それぞれにおいて，具体的な治療方法が記載されている．

まとめ

ケロイド・肥厚性瘢痕は，その病態がいまだ完全には解明されておらず，患者によって症状もかなりのバリエーションがあるため，統一した診断・治療指針の作成が困難であった．しかし，本邦におけるJSSそして診断・治療指針は，突破口を開いた．今後はこれらを用いた臨床においてエビデンスを蓄積し，改訂を重ねてさらに精度の高いものが作成されることが期待される．

参考文献

1) Sullivan, T., et al.：Rating the burn scar. J Burn Care Rehabil. **11**(3)：256-260, 1990.
2) Baryza, M. J., Baryza, G. A.：The Vancouver Scar Scale：an administration tool and its inter-rater reliability. J Burn Care Rehabil. **16**(5)：535-538, 1995.
3) Yeong, E. K., et al.：Improved burn scar assessment with use of a new scar-rating scale. J Burn Care Rehabil. **18**(4)：353-355, 1997.
4) Duncan, J. A. L., et al.：Visual analogue scale scoring and ranking：a suitable and sensitive method for assessing scar quality? Plast Reconstr Surg. **118**(4)：909-918, 2006.
5) Beausang, E., et al.：A new quantitative scale for clinical scar assessment. Plast Reconstr Surg. **102**(6)：1954-1961, 1998.
6) Masters, M., et al.：Reliability testing of a new scar assessment tool, Matching Assessment of Scars and Photographs（MAPS）. J Burn Care Rehabil. **26**(3)：273-284, 2005.
7) van de Kar, A. L., et al.：Reliable and feasible evaluation of linear scars by the Patient and Observer Scar Assessment Scale. Plast Reconstr Surg. **116**(2)：514-522, 2005.
8) POSAS. https://www.posas.nl/（最終アクセス時：2021.1.15）
9) Singer, A. J., et al.：Development and validation of a novel scar evaluation scale. Plast Reconstr Surg. **120**(7)：1892-1897, 2007.
10) Yamawaki, S., et al.：Keloids can be forced into remission with surgical excision and radiation, followed by adjuvant therapy. Ann Plast Surg. **67**(4)：402-406, 2011.
11) 小川　令ほか；瘢痕・ケロイド治療研究会ケロイド・肥厚性瘢痕分類・評価表作成ワーキンググループ：【ケロイド・肥厚性瘢痕の分類・評価】ケロイド・肥厚性瘢痕分類・評価表2011（JSW Scar Scale 2011）. 瘢痕・ケロイド. **6**：19-22, 2012.
12) Ogawa, R., et al.；JSW Scar Scale Working Group：Japan Scar Workshop（JSW）Scar Scale. Available online at；http://www.scar-keloid.com/pdf/JSW_scar_scale_2015_EN.pdf
13) 瘢痕・ケロイド治療研究会：ケロイド・肥厚性瘢痕 診断・治療指針2018. 全日本病院出版会, 2018.
14) Ogawa, R., et al.：Diagnosis and Treatment of Keloids and Hypertrophic Scars-Japan Scar Workshop Consensus Document 2018. Burns Trauma. **7**：39, 2019.
15) Pusic, A. L., et al.：Measuring patient outcomes in breast augmentation：introducing the BREAST-Q Augmentation module. Clin Plast Surg. **36**(1)：23-32, 2009.
16) Klassen, A. F., et al.：Measuring patient-reported outcomes in facial aesthetic patients：development of the FACE-Q. Facial Plast Surg. **26**(4)：303-309, 2010.
17) Klassen, A. F., et al.：The BODY-Q：A Patient-Reported Outcome Instrument for Weight Loss and Body Contouring Treatments. Plast Reconstr Surg Glob Open. **4**(4)：e679, 2016.
18) Wong Riff, K. W., et al.：International multiphase mixed methods study protocol to develop a

cross-cultural patient-reported outcome instrument for children and young adults with cleft lip and/or palate(CLEFT-Q). BMJ Open. **7**(1) : e015467, 2017.

19) Klassen, A. F., et al.：Development of a New Patient-reported Outcome Instrument to Evaluate Treatments for Scars：The SCAR-Q. Plast Reconstr Surg Glob Open. **6**(4) : e1672, 2018.

20) SCAR-Q. http://qportfolio.org/scar-q/.(最終アクセス時：2021.1.15)

21) Klassen, A. F., et al.：Development of a new patient-reported outcome measure to evaluate treatments for acne and acne scarring：the ACNE-Q. Br J Dermatol. **181**(6) : 1207-1215, 2019.

22) Q-Portofolio. http://qportfolio.org/(最終アクセス時：2021.1.15)

23) ClinMAPS™Pro. https://apps.apple.com/jp/app/clinmaps-pro/id1441481446(最終アクセス時：2021.1.15)

PEPARS No.173：8-17, 2021

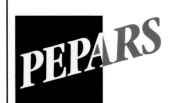

◆特集／ケロイド・肥厚性瘢痕治療 update

ケロイド・肥厚性瘢痕の治療効果判定方法

岡部 圭介*

Key Words：ケロイド(keloid), 肥厚性瘢痕(hypertrophic scar), 瘢痕評価手法(scar assessment methods), Vancouver Scar Scale；VSS, Patient and Observer Scar Assessment Scale；POSAS

Abstract ケロイド・肥厚性瘢痕を診断・評価する際には, 確定診断をするための単一の指標は存在せず, 病歴聴取, 身体所見, 組織所見等を組み合わせて総合的に評価する必要がある. 1990 年代より各種の瘢痕評価スケールが開発され, ケロイド・肥厚性瘢痕の評価にも用いられてきたが, 中でも JSS 2015 はケロイド・肥厚性瘢痕に特化して診断, 治療効果判定を行うための優れたスケールである. ただし, 瘢痕病変の発赤, 膨隆など各要素の点数は治療抵抗性や再発リスクなどを考慮したものではなく均一に設定されており, 今後調整の余地がある. また, 診断・評価を治療法選択へ結びつけるためには, 患者の抱える問題点, 治療目標の設定等, 患者目線の指標を盛り込む必要がある.

　瘢痕病変を定量的に評価するための機器が開発され普及しつつある. 特に 3 次元データ解析装置による瘢痕病変の色調, 形状, 表面性状等の分析はケロイド・肥厚性瘢痕の評価に有用だと考えられ, 今後新たな知見が得られる可能性が高い.

ケロイドと肥厚性瘢痕の診断・評価の特徴

　ケロイドと肥厚性瘢痕はともに皮膚の線維増殖性疾患(fibroproliferative disorders of skin)と考えられ, 組織学的にはコラーゲンを主とする線維性組織が腫瘤を形成したものである. 線維芽細胞や血管内皮細胞, 種々の炎症細胞などの細胞成分も含まれるが, 腫瘍性の細胞増殖を示唆する要素はなく, また他の皮膚腫瘍と比較すると細胞外成分の占める割合が圧倒的に高いため, 「腫瘍」性病変というよりは炎症による反応性病変と考えるのが適当である. しかし, ケロイド病変における炎症反応が持続する原因など病態の詳細は不明であり, 治療でいったん改善しても再燃を繰り返す治療難渋症例も存在することから, その経過は「臨床悪性」と形容されることがある.

　元来ケロイドと肥厚性瘢痕は異なる病態とされている. ケロイドがもともとの発生部位を超えて周囲に浸潤・拡大するのに対して, 肥厚性瘢痕は創部の範囲内で隆起するが周囲組織へ拡大することはないとされている. また, 肥厚性瘢痕は経過とともに色調が淡くなり軟化・扁平化していずれ成熟瘢痕となるが, ケロイドは自然退縮せず, 周辺部の発赤・浸潤が持続するものとして区別される. しかし, 実際には両者の中間的な性質を持つ病変や, 同一病変内に異なる性質を持つ部位があるなど, 明確な鑑別が不可能な場合がある. 必然的に, 瘢痕病変を点数化してグレーディングを行い, カットオフポイントを設定して瘢痕をケロイド, 肥厚性瘢痕, 成熟瘢痕に分類する試みが提唱されるようになった. 後述する「ケロイド・肥厚性瘢痕 分類・評価表 2015(JSW Scar Scale 2015)」(表4)もその1つであり, 各病変を点数によって分類し, ケロイド的性質, 肥厚性瘢痕的性質, 正常瘢痕的性質のいずれかに分類するものである.

　ケロイド・肥厚性瘢痕の診断が皮膚腫瘍など他

* Keisuke OKABE, 〒160-8582　東京都新宿区信濃町 35　慶應義塾大学医学部形成外科, 講師

表 1. Vancouver Scar Scale (VSS)

Characteristic	Score	Description
Pigmentation	0	Normal : color that closely resembles the color over the rest of one's body
	1	Hypopigmentation
	2	Hyperpigmentation
Vascularity	0	Normal : color that closely resembles the color over the rest of one's body
	1	Pink
	2	Red
	3	Purple
Pliability	0	Normal
	1	Supple : flexible with minimal resistance
	2	Yielding : giving way to pressure
	3	Firm : inflexible, not easily moved, resistant to manual pressure
	4	Banding : rope-like tissue that blanches with extension of the scar
	5	Contracture : permanent shortening of scar producing deformity or distortion
Height	0	Normal : flat
	1	<2 mm
	2	<5 mm
	3	>5 mm
Overall score	0 (best)→13 (worst)	

の病変の診断と異なるのは，上記のような理由で血液検査や組織学的所見によって「確定診断」を付けることが非常に難しい点である．したがって，年齢や人種，家族歴などの患者背景の情報聴取，病変の形状や大きさ，隆起の程度，周囲発赤浸潤の有無などの肉眼的所見，病理組織所見等を総合して判断することとなる．膠原病やアトピー性皮膚炎などに伴う炎症性皮膚病変の程度を評価する手法と類似した側面があると言える．

治療効果を判定する際にも，グレーディングによって病勢の変化を評価する方法が適していると考えられる．本稿では，その手法として，従来から瘢痕の評価に用いられてきた各種スケールを紹介し，次いで JSS 2015 を用いた治療効果判定，さらには機器を用いて瘢痕をより客観的に評価する手法について述べる．

よく用いられる瘢痕評価スケール

ケロイドや肥厚性瘢痕の治療効果を判定する方法のひとつは，瘢痕評価のために開発されたスケールを用いる方法である．1980 年代以降，手術や外傷後の瘢痕による外観，瘢痕拘縮，痛みや痒みなどの自覚症状を改善するための治療が徐々に重要視され，医療経済的にも巨大な市場の 1 つになるにつれ，瘢痕の状態を評価するために種々のスケールが開発されるようになった．これらの多くはケロイドや肥厚性瘢痕に特化したものではなく，熱傷後瘢痕や術後の線状瘢痕の評価を念頭に置いたものであるが，瘢痕の治療効果判定において長年の実績があり，妥当性が担保されているものとして現在も用いられる．代表的な瘢痕スケールとその特徴について述べる．

1．Vancouver Scar Scale (VSS)

VSS は 1990 年に Sullivan らによって報告された，主に熱傷後瘢痕の評価のために用いられる指標である[1]．瘢痕の 4 項目（色素沈着；pigmentation，血管密度；vascularity，柔軟性；pliability，高さ；height）について各々点数をつけ，合計 0〜13 点で評価を行う（表 1）．個々の項目には状態の説明文が添えられている．熱傷後瘢痕以外でも，術後瘢痕の評価等においても妥当性をもって使用可能であることが示されている[2][3]．比較的単純で適用しやすいこともあり，VSS は 1990〜2000 年代にかけて広く普及したが，欠点として ① 患者

表 2. Manchester Scar Scale（MSS）

Characteristic	Score	Description
VAS, length	0	Excellenct
	↓	
	10	Poor
Color	1	Perfect
	2	Slight mismatch
	3	Obvious mismatch
	4	Gross mismatch
Radiance	1	Matte
	2	Shiny
Contour	1	Flush with surrounding skin
	2	Slightly proud/indented
	3	Hypertrophic
Distortion	1	None
	2	Mild
	3	Moderate
	4	Severe
Texture	1	Normal
	2	Just palpable
	3	Firm
	4	Hard
Overall score	5（best）→18（worst）	

自身の症状や評価が含まれていないこと，②4つの個々の項目への重みづけが均等であること，③部位によって特徴の異なる大きな瘢痕病変には適用困難であること等が挙げられる．また，単純なだけに全く性質の異なる病変同士も総合点では同一の結果として判定されてしまうという弊害もあると言える．これらの欠点を補うべく，VSS の改変版が複数報告されている[4]．

2．Manchester Scar Scale（MSS）

MSS は 1998 年に Beausang らによって報告された[5]．術後瘢痕を含む幅広い病変へ適用することを目的に作成されており，① 瘢痕総体としての写真を用いた Visual Analogue Scale（VAS）による 0〜10 点の評価に加え，②5つの項目について点数をつける2部構成の合計点で瘢痕を評価するものである（表2）．MSS は瘢痕の組織像による評価との相関性が高く，また評価者間のばらつきも少ない優れたスケールだと考えられているが，VSS や以下に述べる POSAS と比較して知名度が低く，瘢痕研究で使用される頻度は高くない．また，VSS と同じく患者自身による評価が含まれない点，個々の評価項目の重みづけが均等である点等が欠点と考えられている．

3．Patient and Observer Scar Assessment Scale（POSAS）

POSAS は 2004 年に Draaijers らによって報告された[6]．医療者による客観的評価と患者自身の主観的評価を組み合わせて総合的に判断するよう設計された最初のスケールである．観察者による評価 Observer Scar Assessment Scale（OSAS）は5項目，患者による評価 Patient Scar Assessment Scale（PSAS）は6項目について1点（正常皮膚）から10点（想像し得る最もひどい瘢痕）の点数をつけ，合計点で瘢痕を評価する（表3）．POSAS はこれまでに最も多く使用された瘢痕スケールとされており[3]，熱傷後瘢痕に限らず術後の線状瘢痕で

表 3. Patient and Observer Scar Assessment Scale(POSAS)

OSAS			PSAS		
Characteristics	Score	Description	Characteristics	Score	Description
Vascularization	1	Normal skin	Is the scar painful?	1	No, no complaints
	↓			↓	
	10	Worst scar imaginable		10	Yes, worst imaginable
Pigmentation	1	Normal skin	Is the scar itching?	1	No, no complaints
	↓			↓	
	10	Worst scar imaginable		10	Yes, worst imaginable
Thickness	1	Normal skin	Is the color of the scar different?	1	No, as normal skin
	↓			↓	
	10	Worst skin imaginable		10	Yes, very different
Relief	1	Normal skin	Is the scar more stiff?	1	No, as normal skin
	↓			↓	
	10	Worst scar imaginable		10	Yes, very different
Pliability	1	Normal skin	Is the thickness of the scar different?	1	No, as normal skin
	↓			↓	
	10	Worst scar imaginable		10	Yes, very different
			Is the scar irregular?	1	No, as normal skin
				↓	
				10	Yes, very different

も高い妥当性が認められる[7]. 一方, 患者の心理的評価や, 瘢痕が患者の生活の質(QOL)に与える影響に関する評価項目は含まれていない点は改善の余地があると考えられている.

4. Patient Scar Assessment Questionnaire (PSAQ)

PSAQ は上記の欠点を補うべく 2009 年に Durani ら[8]によって報告された質問票形式の評価手法であり, 患者の感じる瘢痕の外観や症状, 満足度などを評価するものである. PSAQ は患者の満足度の項目を含む包括的ツールであるが, 欠点として, ① 瘢痕が患者に及ぼす心理的影響の評価, QOL へ及ぼす効果等については表面的なものにとどまること, ② やや複雑で分量が多く, 平均 7.3 分間の時間を必要とすること等が指摘される[8]. 観察者による評価を中心としたスケールから患者による評価を中心としたスケールへと転換した点が画期的だと考えられる.

5. その他のスケール

1997 年に Yeong ら[9]が報告した Seattle Scale は, 瘢痕の表面積, 厚み, 膨隆の程度, 色素沈着

などの項目を評価する手法である. 見本となる参考写真をもとに評価を行う. 評価者間のばらつきが少ないが, 瘢痕の色調が評価の交絡となる点, 患者自身の評価が含まれない点等の問題点が指摘されている.

1998 年に Crowe ら[10]が報告した Hamilton Scale は, ケロイドや肥厚性瘢痕を写真に基づいて評価するスケールである. 高い評価者内および評価者間の信頼性があるが, 写真をもとに評価するため実病変の診断に限界があること, 患者による評価が含まれない点などの欠点がある.

2005 年に Masters ら[11]によって報告された Matching Assessment of Scars and Photographs (MAPS)は, 瘢痕の長期的な変化について評価するために Seattle Scale を改変したものである. 瘢痕の境界部の高さ, 厚み, 色調, 表面の性状, 身体部位の 5 項目について評価を行う. 身体部位を評価項目に含めた点が特徴的だが, Seattle Scale と同様に交絡因子の調整や患者評価が含まれない点などの問題点も指摘されている.

本邦からは, 2011 年に山脇らが, ケロイドの他

表 4. JSW Scar Scale（JSS）2015（ケロイド・肥厚性瘢痕　分類・評価表）

分類表（グレード判定・治療指針決定用）			評価表（治療効果判定・経過観察用）			
リスク因子			**1. 硬結**			
1. 人種	黒色系人種	2	0：な　し	1：軽　度	2：中等度	3：高　度
	その他	1				
	白色系人種	0	**2. 隆起** （図5）			
2. 家族性	あり	1	0：な　し	1：軽　度	2：中等度	3：高　度
	なし	0				
3. 数	多発	2	**3. 瘢痕の赤さ** （図6）			
	単発	0	0：な　し	1：軽　度	2：中等度	3：高　度
4. 部位	前胸部，肩−肩甲部，恥骨上部	2				
	その他	0	**4. 周囲発赤浸潤** （図7）			
5. 発症年齢	0歳～30歳	2	0：な　し	1：軽　度	2：中等度	3：高　度
	31歳～60歳	1				
	61歳～	0	**5. 自発痛・圧痛**			
6. 原因	不明もしくは微細な傷（ざ瘡や虫刺され）	3	0：な　し	1：軽　度	2：中等度	3：高　度
	手術を含むある程度の大きさの傷	0				
現症			**6. 掻　痒**			
7. 大きさ（最大径×最小径 cm^2）	20 cm^2 以上	1	0：な　し	1：軽　度	2：中等度	3：高　度
	20 cm^2 未満	0				
8. 垂直増大傾向（隆起） （図1）	あり	2	計 0～18			

備考
軽　度：症状が面積の 1/3 以下にある，または症状が間欠的なもの
高　度：症状がほぼ全体にある，または症状が持続するもの
中等度：軽度でも高度でもないもの

8. 垂直増大傾向（隆起）（図1）	なし	0
9. 水平拡大傾向（図2）	あり	3
	なし	0
10. 形状（図3）	不整形あり	3
	その他	0
11. 周囲発赤浸潤（図4）	あり	2
	なし	0
12. 自覚症状（疼痛・掻痒など）	常にあり	2
	間欠的	1
	なし	0
計 0～25		

備考
0～5　　　正常瘢痕的性質　（治療抵抗性：低リスク）
6～15　　肥厚性瘢痕的性質（治療抵抗性：中リスク）
16～25　ケロイド的性質　（治療抵抗性：高リスク）

＜分類表の使用法＞
＊判定は初診時に行う
（すでに治療が行われている場合問診を参考にし，治療前の症状を可能な限り評価する）
＊範囲の大きいものでは，症状が最も強い部分を評価する
＊複数あるものでは，それぞれにつき，4～12を個別に評価する（1～3は共通）

小川　令，赤石諭史，秋田定伯，岡部圭介，清水史明，須永　中，土佐泰祥，長尾宗朝，村尾尚規，山脇聖子：瘢痕・ケロイド治療研究会 ケロイド・肥厚性瘢痕 分類・評価ワーキンググループ. JSW Scar Scale. Available online at：http://www.scar-keloid.com/download.html
※JSS 2015には図1～図7の参考写真の附図があるが，今回は誌面の都合上，割愛した.

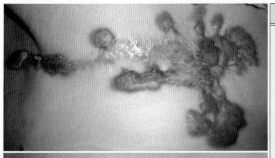
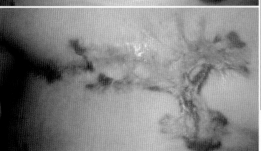

分　類	
人種	1
家族性	1
数	2
部位	2
発症年齢	1
原因	0
大きさ	1
垂直増大傾向(隆起)	2
水平拡大傾向	3
形状	3
周囲発赤浸潤	2
自覚症状	2
合　計	20
判　定	ケロイド的性質

評　価		
	初診時	18か月後
硬結	2	1
隆起	2	1
瘢痕の赤さ	3	1
周囲発赤浸潤	3	1
自覚痛・圧痛	3	1
掻痒	2	0
合　計	15	5

図 1. JSS 2015 を用いたケロイド治療効果判定

a：初診時の所見．辺縁部を中心に発赤・隆起を認め，周囲の平坦な皮膚にも発赤・浸潤傾向を認める．

b：ステロイドの局注と外用による保存的治療開始後18か月の所見．全体的に平坦化し発赤が軽減すると同時に自覚症状も改善した．

c：Scar Scale による分類では初診時の分類は合計20点で「ケロイド的性質」と判定された．

d：治療効果判定の評価では初診時15点,18か月後5点と判定され，改善している．

覚所見と自覚所見を点数化した Kyoto Scar Scale (KSS)を報告している[12]．

JSW Scar Scale(JSS)2015 による治療効果判定

　ケロイドは通常の瘢痕と比較して，疼痛や掻痒などの自覚症状が強いこと，いったん治療で改善しても再燃・再増大する可能性があること，瘢痕拘縮による機能障害をきたす可能性が高いこと等の特徴を持ち，上述したような瘢痕スケールをそのまま適用するには無理がある．そこで，瘢痕・ケロイド治療研究会(JSW；Japan Scar Workshop)における議論を経て，JSW Scar Scale(JSS) 2011，さらに JSS 2015 が考案された(表4)．この分類・評価表は，診断においては左表のグレーディングを用いて当該瘢痕をケロイド的性質(16〜25点)，肥厚性瘢痕的性質(6〜15点)，正常瘢痕的性質(0〜5点)に分類し，治療効果判定においては右表の評価スケールを用いて点数化するも

のである．瘢痕の硬結，隆起，瘢痕の赤さ，周囲発赤浸潤という4つの肉眼的所見，自発痛・圧痛，掻痒という2つの症状を総合して判定する(表4)．瘢痕自体のサイズや発赤の程度に加えて，周囲の正常皮膚に発赤浸潤傾向がある病変は難治性であることが多いこと，疼痛や掻痒などの自覚症状が再発に先行して認められることがあること，などケロイドの臨床的知見をもとに作成されている．グレーディングはいずれも 0〜3 点と各項目で均一に設定されているが，難治性の度合いや再発の頻度との関連を考慮して重みづけするなど，今後改善の余地があると思われる．

　図1はJSS 2015を用いて瘢痕の保存的治療効果を判定した乳癌術後の症例である．分類表によれば，初診時20点でケロイド的性質の瘢痕であると判定された．保存的治療によって18か月後には膨隆・発赤の改善，自覚症状の改善を認めたが，評価表では初診時の15点から5点へ減少している．

今後は，① 点数の重みづけによって，評価点数を治療困難度や再発可能性等の予測因子として使用可能なものとすること，② 治療方法選択の根拠の1つとして使用可能なものとすることが当面の目標となる．特に，ケロイドの治療法選択においては，患者が現状で何を問題と考え，治療のゴールとして何を望んでいるかという要素が大きく関与するため，患者目線の評価項目を新たに導入する必要があるだろう．また，瘢痕拘縮の有無や嚢腫形成の有無，病変の面積など手術治療を勧めるかどうか，どのような手術を選択すべきか等に関わる要因を選定して項目を追加する必要がある．

このように，JSSはケロイド・肥厚性瘢痕の診断，治療効果判定のために有用なツールであるが，議論を重ねて改善すべき点が残されている．

機器を用いた客観的瘢痕評価手法

瘢痕を評価するにあたり，これまでに挙げたスケールでは，発赤や隆起の程度など個々の項目について2～4段階の点数で評価している．標準化された見本写真を添付するなどして評価の妥当性を高める工夫がなされているものもあるが，特に継続的に治療効果を判定し病変の変化を追跡する場合などには撮影条件がその時々で変化するため評価の妥当性を担保することが困難である．そこで，様々な機器を用いて瘢痕の各要素をより「客観的に」計測し，結果のばらつきを最小限にする試みが以前より行われている．

各種計測機器を用いて瘢痕の ① 色調；Color，② 厚み；Thickness，③ 表面の性状；Relief，④ 柔軟性；Pliability，⑤ 表面積；Surface area等の要素を測定する方法について，過去のレビュー論文をもとに述べる[13][27]．

1．色調；Color

瘢痕の色調を調べるためには，主に三刺激反射率測色法（tristimulus reflectance colorimetry）の原理によってL*（明るさ）；a*（赤み）；b*（色素沈着）の3要素を測定する方法と，狭帯域スペクトル分光光度測定（narrow-band spectrophotometry）

の原理で血管密度（紅斑）と色素沈着（メラニン）を測定する方法がある．前者の例として，Minolta Chromameter[14]，LabScan XE[15]等がある．DermaSpectrometer[14]，Mexameter[16]はいずれも後者の例である．いずれの機器も再現性を持って色調の測定が可能であるが，特に血管に富んだ病変の場合には色素沈着測定の妥当性が低下すると言われており注意が必要である[13]．

2．厚み；Thickness

肉眼的にもケロイド・肥厚性瘢痕の膨隆の程度については評価可能である．しかし，膨隆の程度が同程度に見える病変であっても，手術時の所見では皮下に埋没している病変の厚みにはばらつきがあることをよく経験する．埋没した部分を含めた病変全体の厚みが治療予後に関連している可能性もあり，それを種々の機器で非侵襲的に測定することには意義があると思われる．The Tissue Ultrasound Palpation System（TUPS），Dermascan C[16]などの機器で測定が可能である．もちろん，CTやMRIなどの断層撮影でも厚みの評価は可能だが，繰り返し検査する場合には放射線被曝やコスト面で不向きと考えられる．

3．表面の性状；Relief

正常皮膚には皮溝と皮丘で織りなされる皮膚の紋理である肌理（キメ）の構造があるが，瘢痕上皮は正常な肌理構造を欠くため光の反射具合が異なり，瘢痕として目立たせる要因となっている．肌理測定には大別して2通りの方法があり，1つはシリコンラバーなどの印象材（Silflo silicon polymer等）を用いて皮膚表面のレプリカを取り，それを間接的に解析する方法（レプリカ法），もう1つは直接的に皮膚表面形状を調べる方法（in vivo法）である．in vivo法として旧来よりダーモスコピーを用いた2次元解析が行われてきたが，PRIMOS（Phaseshift Rapid In vivo Measurement Of the Skin）[17]，DermaTOP Blue[18]，Antera 3D[19]など3次元のin vivo解析機器が登場しよく用いられるようになっている．これらは短時間の撮影で同時に色調や膨隆の程度等の解析も可能であり，

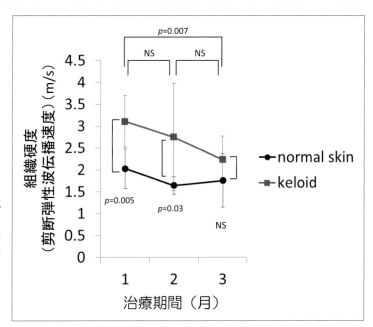

図 2.
治療経過中のケロイド組織硬度の変化
治療前および治療開始後 1 か月のケロイド組織は，周囲の正常皮膚組織と比較して有意に硬度が高いこと，また治療に伴って有意に硬度が低下することがわかった.
（文献 21 より引用）

特にケロイド先進部における周囲発赤浸潤の形状や色調の変化などの解析に効果を発揮する可能性がある.

4．柔軟性；Pliability

ケロイド・肥厚性瘢痕の病変の硬さは，創部に蓄積したコラーゲンなどの線維成分の密度を反映しているものと推測される．特に病勢の強い時期には硬く厚みがあり，改善に伴って軟化するという臨床的な印象がある．硬い病変は皮膚応力のさらなる集中をもたらし瘢痕を増悪させ，また関節部位に生じた場合には拘縮の原因になる．組織の硬度（あるいは柔軟性）を治療効果判定の指標とする意義はあるものと考えられる.

硬度測定に用いられる機器としては，陰圧で組織を吸着し伸展の度合いから組織硬度を測定する Cutometer が有名である[20]が，POSAS による評価との外的妥当性はさほど高くないと考えられている．その他，DermaLab，Tissue Tonometer，Durometer などを用いて組織硬度を測定した研究が多数報告されている．評価者によるばらつきは少ないものの，骨直上の病変など下床の状態によって結果が左右されるため注意が必要である．また，超音波診断装置の中には硬度測定機能が搭載されたものがあり（エラストグラフィ），ケロイドの硬度測定に応用された報告がある[21)22)]．図 2 は保存的治療を行った 4 名のケロイド患者に対してエラストグラフィで硬度を測定したものである．ケロイド病変は正常皮膚と比較して有意に組織硬度が高いこと，治療に伴って硬度が減少することが示されている.

5．表面積；Surface area

瘢痕の表面積を測定する際には，全体の面積測定に加えて，肥厚性瘢痕やケロイドを呈する部位の割合，色素沈着や色素脱失をきたしている部位の割合等を評価することができる.

表面積測定の方法として，以前よりトレーシングペーパーを用いて算出する方法が用いられ，紙の重量を定量化する製品もある（Transparency Film，Gramatic Balance 等）．その後，電子端末によるトレーシング（Visitrak，VERG Videometer 等），2 次元写真による測定もよく行われるようになっている．さらには，3 次元データ解析装置が複数開発され，身体形状解析や種々の皮膚病変の評価に応用されている．Eykona 3D camera，Lifeviz Ⅰ・Ⅱ[23)]，Vectra H1[24)]・H2，Minolta Vivid 910 3D linear laser scanner[25)]，MAVIS Ⅲ[26)]，Antera 3D[19)]等の機器を用いて瘢痕を評価した報告がある．これらは短時間の撮影が可能で患者の負担が少なく，また同時に色調や表面構造の解析も定量的に行うことができるものがあり，今後瘢

痕解析の主流となる可能性が高い.

　ケロイドや肥厚性瘢痕の面積を測定する際の問題点としては, ① 瘢痕の境界が不明瞭で判定しにくい場合がある点, ② 肩など曲面部位の瘢痕では二次元的な測定が困難な場合がある点が挙げられる. 3 次元データ解析装置を用いた場合には曲面部の瘢痕においても問題なく表面積を測定することができるが, 瘢痕境界部の判定にあたってはマニュアル操作が必要となる場面が依然として多いと考えられる.

今後の展望

　手術や外傷によって生じた瘢痕の治療に対する社会的な要望は今後も引き続き高まる可能性が高く, 形成外科医がその職務を引き受ける必要がある. なかでも, ケロイドや肥厚性瘢痕の治療は専門的知識を必要とし, 治療は長期間にわたるものである. ケロイドの病態を研究することによる新たな治療法開発に加え, 治療効果判定方法をより洗練されたものにすることで瘢痕治療の全体を前進させることができると考える.

　発赤や膨隆など瘢痕病変の各要素の解析には 3 次元解析装置をはじめとする機器による測定が有用であり, 今後加速度的に普及するものと思われる. また, ケロイド・肥厚性瘢痕の診断をスムースに治療へとつなげるためには, 患者自身の抱える問題点, 治療目標の設定など患者目線の評価スケールを考案し, 病変の客観的評価と組み合わせてアルゴリズムを設計するパッケージ戦略が必要だと考える.

参考文献

1) Sullivan, T., et al. : Rating the burn scar. J Burn Care Rehabil. 11 : 256-260, 1990.
　Summary　Vancouver Scar Scale(VSS)を提唱した報告.
2) Vercelli, S., et al. : How to assess postsurgical scars : a review of outcome measures. Disabil Rehabil. 25 : 2055-2063, 2009.
3) Bae, S. H., et al. : Analysis of frequency of use of different scar assessment scales based on the scar condition and treatment method. Arch Plast Surg. 41 : 111-115, 2014.
4) Tyack, Z., et al. : A systematic review of the quality of burn scar rating scales for clinical and research use. Burns. 38 : 6-18, 2012.
5) Beausang, E., et al. : A new quantitative scale for clinical scar assessment. Plast Reconstr Surg. 102 : 1954-1961, 1998.
　Summary　Manchester Scar Scale(MSS)を提唱した報告.
6) Draaijers, L. J., et al. : The Patient and Observer Scar Assessment Scale : a reliable and feasible tool for scar evaluation. Plast Reconstr Surg. 113 : 1960-1965, 2004.
　Summary　Patient and Observer Scar Assessment Scale(POSAS)を提唱した報告.
7) Van de Kar, A. L., et al. : Reliable and feasible evaluation of linear scars by the Patient and Observer Scar Assessment Scale. Plast Reconstr Surg. 116 : 514-522, 2005.
8) Durani, P., et al. : The Patient Scar Assessment Questionnaire : a reliable and valid patient-reported outcomes measure for linear scars. Plast Reconstr Surg. 123 : 1481-1489, 2009.
　Summary　Patient Scar Assessment Questionnaire(PSAQ)を提唱した報告. 質問票全文も入手できる.
9) Yeong, E. K., et al. : Improved burn scar assessment with use of a new scar-rating scale. J Burn Care Rehabil. 18 : 353-355, 1997.
10) Crowe, J. M., et al. : Reliability of photographic analysis in determining change in scar appearance. J Burn Care Rehabil. 19 : 183-186, 1998.
11) Masters, M., et al. : Reliability testing of a new scar assessment tool, Matching Assessment of Scars and Photographs(MAPS). J Burn Care Rehabil. 26 : 273-284, 2005.
12) Yamawaki, S., et al. : Keloids can be forced into remission with surgical excision and radiation, followed by adjuvant therapy. Ann Plast Surg. 67(4) : 402-406, 2011.
13) Verhaegen, P. D. H. M., et al. : Objective scar assessment tools : a clinimetric appraisal. Plast Reconstr Surg. 127 : 1561-1570, 2011.
　Summary　機器を用いた客観的な瘢痕評価手法についてのレビュー論文. 各要素の測定方法につ

いて，原理も含めて記載されている.

14) Draaijers, L. J., et al. : Colour evaluation in scars : Tristimulus colorimeter, narrow-band simple reflectance meter or subjective evaluation? Burns. **30** : 103-107, 2004.

15) Li-Tsang, C. W., et al. : Validation of an objective scar pigmentation measurement by using a spectrocolorimeter. Burns. **29** : 779-784, 2003.

16) Nedelec, B., et al. : Quantitative measurement of hypertrophic scar : interrater reliability and concurrent validity. J Burn Care Res. **29** : 501-511, 2008.

17) Friedman, P. M., et al. : 3D in-vivo optical skin imaging for topographical quantitative assessment of non-ablative laser technology. Dermatol Surg. **28** : 199-204, 2002.

18) Hurley, S., et al. : DermaTOP Blue and Antera 3D as methods to assess cosmetic solutions targeting eyelid sagging. Skin Res Technol. **26** : 209-214, 2020.

19) Tanizaki, H., et al. : Quantitative evaluation of atrophic acne scars using 3D image analysis with reflected LED light. Skin Res Technol. **26** : 20-24, 2020.

20) Fong, S. S., et al. : The cutometer and ultrasonography in the assessment of postburn hypertrophic scar : a preliminary study. Burns. **23**(Suppl 1) : S12-S18, 1997.

21) 岡部圭介ほか：超音波診断装置を用いた組織硬度測定によるケロイド治療効果判定の試み．瘢痕・ケロイド．**8** : 49-52, 2014.

22) Aya, R., et al. : The shear wave velocity on elastography correlates with the clinical symptoms and histopathological features of keloids. Plast Reconstr Surg Glob Open. **3** : e464, 2015.

23) Stekelenburg, C. M., et al. : Three-dimensional digital stereophotogrammetry : a reliable and valid technique for measuring scar surface area. Plast Reconstr Surg. **132** : 204-211, 2013.

24) Peake, M., et al. : Incorporation of 3D stereophotogrammetry as a reliable method for assessing scar volume in standard clinical practice. Burns. **45** : 1614-1620, 2019.

25) Taylor, B., et al. : Use of a non-contact 3D digitiser to measure the volume of keloid scars : a useful tool for scar assessment. J Plast Reconstr Aesthet Surg. **60** : 87-94, 2007.

26) Su, S., et al. : Evaluating accuracy and reliability of active stereophotogrammetry using MAVIS Ⅲ Wound Camera for three-dimensional assessment of hypertrophic scars. Burns. **43** : 1263-1270, 2017.

27) Lee, K. C., et al. : A systematic review of objective burn scar measurements. Burns Trauma. **4** : 14, 2016.

PEPARS No.173：18-25, 2021

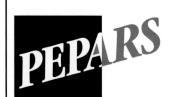

◆特集／ケロイド・肥厚性瘢痕治療 update

ケロイド・肥厚性瘢痕に対する 安静・固定・圧迫療法

土佐　泰祥*

Key Words：ケロイド(keloid)，肥厚性瘢痕(hypertrophic scar)，圧迫療法(pressure therapy)，複合的保存的治療(combined conservative treatment)，シリコーンクッション(silicone gel-filled cushion)，シリコーンジェルシート(silicone gel sheat)

Abstract　ケロイド・肥厚性瘢痕は，皮膚の創傷治癒過程で，真皮網状層の炎症が持続し，増殖期が遷延する線維増殖性疾患(fibroliferative disease)と考えられている．熱傷や外傷，外科的手術などを契機に発症する隆起性病変であり，その発生機序，病態，消退などについて，依然不明な部分が多い．病変の活動性が活発で持続している時期には，病変の存在そのものが精神的にも肉体的にも患者さんへの大きな負担となっている．古くから広く行われてきている保存的治療法に，患部の安静・固定・圧迫療法がある．安静・固定には，テープやシリコーンジェルシート，シリコーンクッションなどの貼付が有用である．また圧迫では，包帯やサポーター，ガーメントなどの利用が有用となる．これら材料の貼付は，単純な方法であるがその有効性が知られている．本稿では，患部の安静・固定・圧迫療法について固定材料の呈示とともに，概念や適応について述べる．

はじめに

　ケロイド・肥厚性瘢痕は，皮膚の創傷治癒過程で，真皮網状層の炎症が持続し，増殖期が遷延する線維増殖性疾患(fibroliferative disease)と考えられている．熱傷や外傷，外科的手術あるいは軽微な虫刺症などを契機に，発症する隆起性病変であり，その発生機序，病態，消退などについて，その解明への兆しが少し見え始めてきているものの，依然不明な部分が多い．本稿では，古くから広く行われてきている安静・固定・圧迫療法の概念や適応についてその使用材料を呈示して述べる．

ケロイド・肥厚性瘢痕に対する 安静・固定療法の概念

　ケロイド・肥厚性瘢痕に対する安静・固定療法は，臨床症状の改善に有効なことが知られている．臨床症状の増悪因子の1つに外力による刺激がある．病変部位への断続的な張力が，正常な治癒機転を阻害する因子となり，悪化を促進するメカニズムが働くものと考えられるようになってきている[1][2]．臨床的には，テープやシリコーンジェルシートなどで固定することにより病変の安静が保たれ，症状の改善につながっていく(図1，2)[3]~[5]．また，これらの材料を患部に貼付することは，保湿の環境も同時に得られるため，湿潤効果としての作用も相乗して瘢痕の成熟化に有用となっている[6]．同じく，シリコーンを材料としていて形態の異なるものにシリコーンクッションがある(図3)．シリコーンクッションは，海外でも多くの臨床効果の有用性が報告され支持されてきている．しかし，その効果のメカニズムについて

* Yasuyoshi TOSA，〒142-8666　東京都品川区旗の台 1-5-8　昭和大学，教授

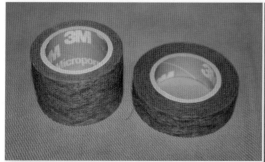

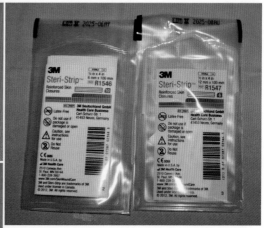

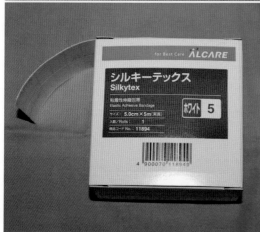

a | b
c |

図 1.
テープ各種
 a：スキントーンテープ™（3M，東京）
 b：ステリストリップ™テープ（3M，東京）
 c：シルキーテックス™（アルケア，東京）

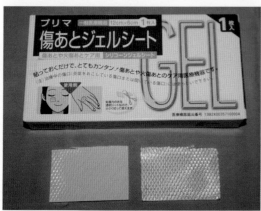

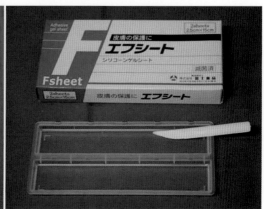

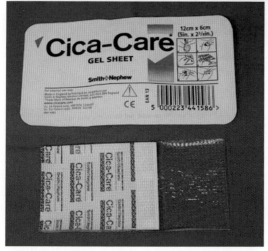

a | b
c |

図 2.
シリコーンジェルシート各種
シリコーンジェルシートは，シリコーンシートの
重合度を低くして片面に粘着性をもたせてあるた
め，患部の大きさに合わせて切断して使用できる
利便性がある．
 a：プリマ傷あとジェルシート™（原沢製薬工
  業，東京）
 b：エフシート™（富士薬品，大宮）
 c：シカケア™（スミス・アンド・ネフュー，東
  京）

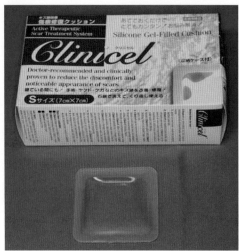 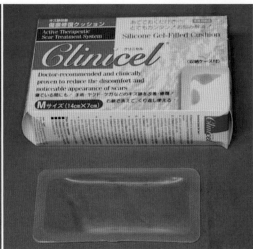

a．20 ml 封入の S サイズ（クリニセル™）　　　　b．40 ml 封入の M サイズ（クリニセル™）

図 3．シリコーンクッション

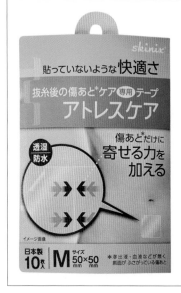 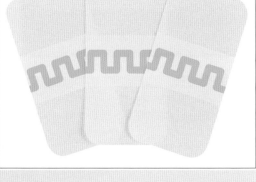 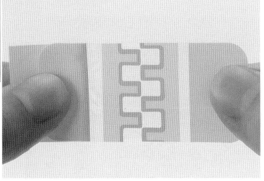

a	b
	c

図 4.

a：アトレスケア™（共和，大阪）

b：黄緑の線を伸ばして減張

c：黄緑の線を伸ばして創部に貼付し
減張に寄与

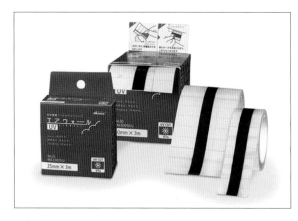

図 5.
エアウォール UV™（共和，大阪）
紫外線（UV-A 波，UV-B 波）を平均約 97％ カットする
テープ

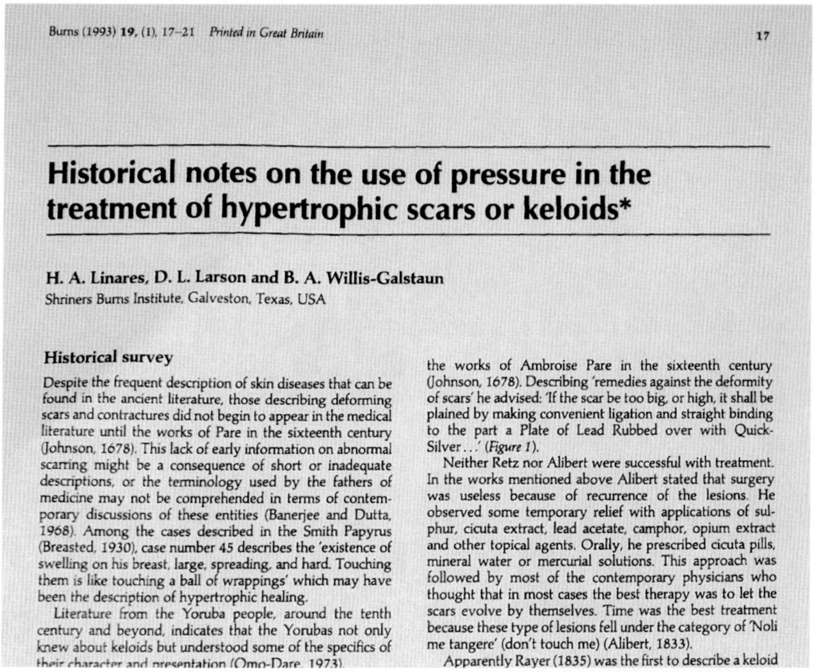

Burns (1993) **19**, (1), 17-21 *Printed in Great Britain* 17

Historical notes on the use of pressure in the treatment of hypertrophic scars or keloids*

H. A. Linares, D. L. Larson and B. A. Willis-Galstaun
Shriners Burns Institute, Galveston, Texas, USA

Historical survey

Despite the frequent description of skin diseases that can be found in the ancient literature, those describing deforming scars and contractures did not begin to appear in the medical literature until the works of Pare in the sixteenth century (Johnson, 1678). This lack of early information on abnormal scarring might be a consequence of short or inadequate descriptions, or the terminology used by the fathers of medicine may not be comprehended in terms of contemporary discussions of these entities (Banerjee and Dutta, 1968). Among the cases described in the Smith Papyrus (Breasted, 1930), case number 45 describes the 'existence of swelling on his breast, large, spreading, and hard. Touching them is like touching a ball of wrappings' which may have been the description of hypertrophic healing.

Literature from the Yoruba people, around the tenth century and beyond, indicates that the Yorubas not only knew about keloids but understood some of the specifics of their character and presentation (Omo-Dare, 1973).

the works of Ambroise Pare in the sixteenth century (Johnson, 1678). Describing 'remedies against the deformity of scars' he advised: 'If the scar be too big, or high, it shall be plained by making convenient ligation and straight binding to the part a Plate of Lead Rubbed over with Quick-Silver...' (*Figure 1*).

Neither Retz nor Alibert were successful with treatment. In the works mentioned above Alibert stated that surgery was useless because of recurrence of the lesions. He observed some temporary relief with applications of sulphur, cicuta extract, lead acetate, camphor, opium extract and other topical agents. Orally, he prescribed cicuta pills, mineral water or mercurial solutions. This approach was followed by most of the contemporary physicians who thought that in most cases the best therapy was to let the scars evolve by themselves. Time was the best treatment because these type of lesions fell under the category of 'Noli me tangere' (don't touch me) (Alibert, 1833).

Apparently Rayer (1835) was the first to describe a keloid

図 6. 1678 年 Johnson が報告した圧迫療法について伝えている論文

は推測の域を出ていない[7)8)]．今後のさらなる研究が待たれるところである．創の縫合直後からの張力軽減を目的とした極薄ウレタンフィルム（アトレスケア™，共和，大阪）や紫外線を通しにくい特殊なフィルム（エアウォール UV™，共和，大阪）のテープも市販されており，創部の安静や紫外線回避に有用と考えられる（図4, 5）．日常生活で屈曲位となることの多い腹部では，レストン™ スポンジ（3M 社，東京）を患部に貼付し，腹帯を併用する．四肢の関節ではコルセットなどを併用することが，その安静・固定療法の効率向上につながる[9)]．

安静・固定療法の適応と使用時期

適応に関してはすべての症例が含まれる．外傷や手術直後の早い段階から治療を開始し，継続的な治療を行うことで好結果をもたらす．

テープは毎日貼り替えると却って接触性皮膚炎を誘発することにもなるので，剝がれてきたら貼り替える．

シリコーンジェルシート，シリコーンクッションは，毎日着脱して，洗浄してから再貼付する．特に，夏季など発汗が多くなる季節では，接触性皮膚炎に対する回避の指導は，もともと繊細な皮膚を有していることの多い患者群であることへの配慮から大切な説明となる．

瘢痕の赤色調，硬さの改善傾向を認めるまで断続的な治療が有用となる．

ケロイド・肥厚性瘢痕に対する圧迫療法の概念

ケロイド・肥厚性瘢痕に対する圧迫療法は，最も基本的な治療法の１つである．圧迫は病変に対する扁平効果に優れており，その効果を得るためには一定時間の持続的な圧迫治療が必須である．その有用性については，歴史的には 1678 年 Johnson が報告した Ambroise Pare の仕事にまで遡ることができる（図6）[10)]．熱傷や外傷後で受傷からの日が浅い生成早期の未熟瘢痕組織では，その可塑性が強く，物理的な圧迫による治療効果が顕著に出る時期である．この時期に，圧迫療法を施行することは，肥厚性瘢痕や瘢痕拘縮を最小限とし，白色で柔らかい成熟瘢痕へと誘導していく治療目標に合致している．その作用機序としては，血管が圧迫されることによる血流低下の炎症軽減効果が挙げられている[11)]．

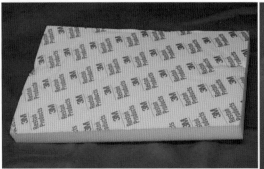

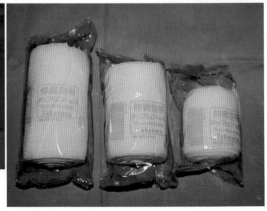

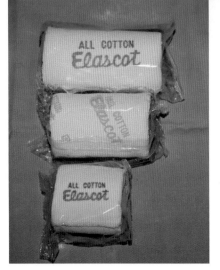

a | b
c |

図 7.
圧迫固定材料各種
   a：スポンジ（レストン™粘着フォームパッド，アルケア，
     東京）
   b：弾性包帯（ハイスパン™，アルケア，東京）
   c：弾性包帯（エラスコット™，アルケア，東京）

圧迫療法の適応と使用時期

　圧迫療法は，早い段階での治療開始とその持続が好結果をもたらす[12]．有用性については，生体の可塑性を利用したモデリング療法の効果，圧迫により低酸素状態が惹起されることによる線維芽細胞の変性効果，肥満細胞分布の変化による効果などが挙げられる．部位により，持続的な圧迫が難しい場合が生じる．例えば耳垂では，柔らかい金属を曲げたり，磁気ディスクを使用するなど圧迫方法に多少の工夫を要する．レストン™粘着フォームパッド，ハイスパン™・エラスコット™（アルケア，東京）（図7），サポーター，ガーメント，ギプスなどを，部位によって，適宜使い分けていくことが大切である．

　四肢や関節では，サポーターやニーブレース，腹部では，エラスコット帯，コルセット，下顎では，エラスコット帯，チンキャップがその圧迫に有用である．その他の部位では包帯やガーメントを上手に使用していく．

　もともとケロイド・肥厚性瘢痕を誘発しやすい皮膚を有している患者群であることを考慮して，包帯やガーメントのゴムで掻痒を誘発する可能性があることと，症状が出た場合には早い段階で一時中止をすることについて，使用開始前に十分説明しておくことは大切である[4]．

　夏季では，発汗が看過できなくなることがある．通気性や自覚症状において，圧迫療法の環境が却って患部を悪化させるような時は，一時的に治療を中断する．

圧迫固定の材料としてのシリコーン材

　提示した中では，シリコーン材質のものが，圧迫の効果に加え，湿潤や陰性電荷発生の効果をも有しておりその治療効果で優位性が期待できる．各種シリコーン材について下記に紹介する．

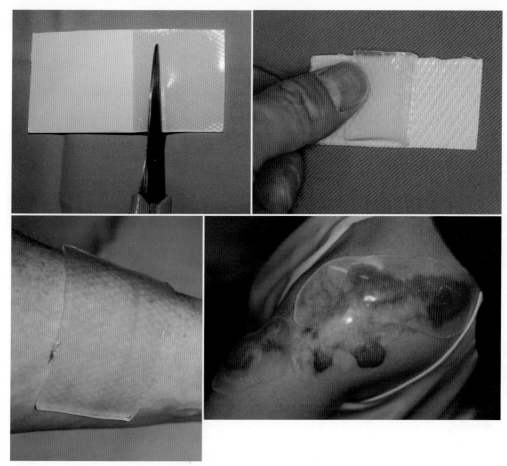

図 8. シリコーンジェルシート

a：患部の大きさに合わせて切離して使用することが可能
b：片面の重合度を低くして粘着性をもたせてある.
c，d：貼付が容易

$\begin{array}{|c|c|}\hline a & b \\\hline c & d \\\hline\end{array}$

1．シリコーンジェルシート（図2）

　シリコーンジェルシートは，ジメチルシリコーンで，シリコーンシートの片面の重合度を低くして粘着性をもたせてある．患部の大きさに合わせて切離して使用することが可能である（図8）.

2．シリコーンクッション（図3）

　シリコーンクッションは，化学構造式がケイ素にメチル基とフェニル基を備えた高分子構造のジメチルポリシロキサン dimethyl-poly-siloxane である．その構造は，厚さ 0.75 mm のシリコーンシートを 2 枚貼り合わせた閉鎖シート包内に，重合度 30,000 cP と高粘度のシリコーンオイルを充満し密閉したものである．20 ml 封入の S サイズと 40 ml 封入の M サイズとがある．特に陰性静電

気の電荷を増強することを目的として開発作製されたものであり，シリコーンクッションを指で揉むなどにより活性化され，陰性電荷を発生する[6].使用方法は，シリコーンクッションを瘢痕縁まで被覆し，できるだけ長時間患部に貼付する．固定方法は，接着テープなど周囲に接触性皮膚炎などを併発する可能性のある固定材は極力避け，ネットや包帯などで行う（図9）. シリコーンクッションは，1 日 1 回はアルコール消毒または水洗いを施行して，表面を乾燥させた後再貼付する．発赤，掻痒などの症状が出現した場合には，症状が改善するまで貼付を一時中止する.

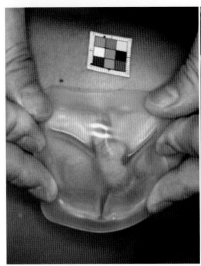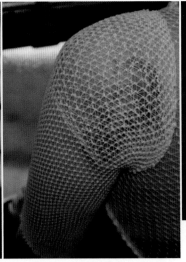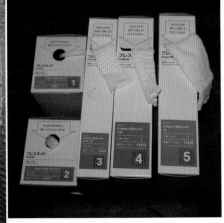

a｜b｜c

図 9．シリコーンクッション
　a：シリコーンクッションを瘢痕縁まで被覆する．
　b：ネットなどで固定する．
　c：プレスネット各種（アルケア，東京）

ケロイド・肥厚性瘢痕に対する
治療目標と治療法の組み合わせプラン

　肥厚性瘢痕・ケロイドの治療目標としては，瘢痕拘縮の解除，隆起病変の平坦化，掻痒や疼痛の軽減消失である．患者さんの年齢や部位にも配慮して安静，固定，圧迫の治療法を選択していくが，単独では効果が小さいため，他の治療との併用を常に検討してより高い治療効果に結びつけていくことが重要である．たとえば，副腎皮質ステロイド軟膏療法やヘパリン類似物質の外用と圧迫療法をトラニラストの内服とともに開始していく場合や，副腎皮質ステロイド含有テープを貼付し，夜間はシリコーンジェルシートやシリコーンクッションを貼付するといったように組み合わせていく．実際には，この基本的な安静，固定，圧迫の治療法を単独で実施することに固執しないで，他の併用療法の効果や合併症をみながら少しずつ変えていくことも多い．

　肥厚性瘢痕は時間の経過とともに時期がくれば，退色し局面が落ち着いてくることが多い．一方ケロイドの場合には，体質が大きな素因となり，再発の可能性が隣り合わせていることを常に念頭に置いておかなければならない．

まとめ

　ケロイド・肥厚性瘢痕は，体表の外傷を契機に，創傷治癒過程の異常により生じ得る，良性線維増殖性の隆起性病変である．ケロイド・肥厚性瘢痕の最も基本的な保存的治療方法である安静，圧迫・固定療法について，概念や適応とともに，代表的な材料の写真を呈示して述べた．

参考文献

1) Akaishi, S., et al.：The relationship between keloid growth pattern and stretching tension：visual analysis using the finite element method. Ann Plast Surg. **60**：445-451, 2008.
2) Ogawa, R.：Mechanobiology of scarring. Wound Repair Regen. **19**（Suppl 1）：S2-9, 2011.
3) 冨士森良輔：ケロイドの治療．瘢痕・ケロイド．**5**：9-25；2011.
4) Atkinson, J. A. M., et al.：A randomised, controlled trial to determine the efficacy of paper tape in preventing hypertrophic scar formation in surgical incision that traverse Langer's skin tension lines. Plast Reconstr Surg. **116**：1648-1656, 2005.
5) 土佐泰祥，保阪善昭：【ケロイド・肥厚性瘢痕の最新治療】ケロイド・肥厚性瘢痕の保存的治療．

PEPARS. **33**：13-20，2009.

Summary　ケロイド・肥厚性瘢痕の保存的治療のうちシリコーン材貼付療法，圧迫療法などがある．特効薬的なものはなく，それぞれの特長を活かして，複数の治療を併用しながら病変の改善を目指すといった記載のある文献．

6) Mustoe, T. A., Gurjala, A.：The role of the epidermis and the mechanism of action of occlusive dressings in scarring. Wound Repair Regen. **19**（Suppl 1）：s16-s21, 2011.

7) Hirshowitz, B., et al.：Static-electric field induction by a silicone cushion for the treatment of hypertrophic and keloid scars. Plast Reconstr Surg. **101**：1173-1183, 1998.

Summary　ケロイドや肥厚性瘢痕に対してシリコーンクッション併用による陰性電荷発生がその有用性に関与しているのではないかと示唆している文献．

8) 土佐泰祥ほか：シリコーン材の形態の違いによる陰性電荷発生の検討．第 11 回ケロイド・肥厚性瘢痕研究会記録集．108-114，メディカルトリビューン，2006.

Summary　シリコーンクッションを含めたシリコーン材料の形状の違いによる陰性電荷発生の違いについて NMR 解析とともに検討した文献．

9) 冨士森良輔：ケロイドの圧迫療法の実際．手術．**44**：3-13，1990.

10) Linares, H. A., et al.：Historical notes on the use of pressure in the treatment of hypertrophic scars or keloids. Burns. **19**(1)：17-21, 1993.

11) 小川　令：【ケロイド・肥厚性瘢痕の治療─我が施設（私）のこだわり─】＜保存的治療編＞ケケロイド・肥厚性瘢痕に対する保存的治療のトピックと今後の展開　血管の制御がケロイド・肥厚性瘢痕の治癒を促す．PEPARS．**117**：1-6，2016.

Summary　ケロイド・肥厚性瘢痕は真皮網状層の創傷から炎症が持続する線維増殖性疾患である．保存的治療の数が増えるにつれ，「血管」がキーワードになってきている．有効な保存的治療の多くは，「血管数の減少」あるいは「血流量の減少」がその作用機序であり，血管を制御する薬剤・医療機器の開発が望まれるといった内容の文献．

12) Garcia-Velasco, M., et al.：Compression treatment of hypertrophic scars in burned children. Can J Surg. **21**：450-452, 1978.

形成外科領域雑誌ペパーズ
PEPARS
2021年のペパーズ増大号！

眼瞼の手術アトラス
―手術の流れが見える―

No. **171**
2021年3月増大号
オールカラー216頁
定価　5,720円
（本体　5,200円＋税）

編集／帝京大学教授　小室裕造

コマ送り写真と文章で手術の流れをわかり
やすく解説！
エキスパートが "ここ！" という手術のコツを
抽出して写真を提示しているので、
わかりやすい！
22人の豪華執筆陣による贅沢な特集号です！

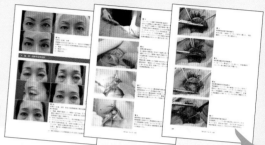

コマ送り写真で
手術の流れが見える！

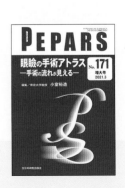

PEPARS
眼瞼の手術アトラス
―手術の流れが見える―
No.171
増大号
2021.3
編集／帝京大学教授　小室裕造

←弊社HPで各論文のキーポイントをcheck！

全日本病院出版会
〒113-0033 東京都文京区本郷 3-16-4　Tel：03-5689-5989
www.zenniti.com　Fax：03-5689-8030

PEPARS No.173：27-32, 2021

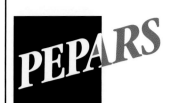

◆特集／ケロイド・肥厚性瘢痕治療 update

ケロイド・肥厚性瘢痕に対する ステロイド局所療法

長尾宗朝[*1]　館　正弘[*2]

Key Words：ケロイド(keloid)，ステロイド局注療法(topical steroid injection therapy)，ステロイド外用療法(steroidal ointment therapy)，ODT 療法(occlusive dressing technique therapy)，トリアムシノロンアセトニド (triamcinolone acetonide)

Abstract　ケロイドや肥厚性瘢痕は手術や外傷，虫刺されやざ瘡などの軽微な組織損傷を契機に，隆起性の瘢痕となり増大していく．疼痛や掻痒などの自覚症状の訴えは，患者さんの QOL を著しく下げる要因ともなる．外科的手術療法は，その侵襲やその後の再発が問題となる．未だ決定的な治療法がないこともあり，現在でも日常診療においては既存の保存的治療が選択される場合が多い．患者の状態に合わせて個々の治療法を選択しつつ，症状の改善を図っていく．
　保存的治療には，ステロイド局注療法，ステロイド外用療法，ODT 療法，内服治療，圧迫療法などが挙げられる．本稿においては，ステロイド局所注射の概要と手技の実際を中心に，各種保存療法とそれらを組み合わせた複合的治療法につき解説する．

はじめに

　ケロイドや肥厚性瘢痕は手術や外傷，虫刺されやざ瘡などの軽微な組織損傷を契機に，隆起性の瘢痕となり増大していく．疼痛や掻痒などの自覚症状の訴えは，患者さんの QOL を著しく下げる要因ともなる[1]．

　外科的手術療法は，その侵襲やその後の再発が問題となるものの，術後放射線療法を行うことで，有意に再発率を下げられる[2]．当科においても，積極的手術の適応としては，患者さんの手術希望があることを前提の上で，部位が耳垂，耳介のケロイド，前胸部，肩などでも単純縫縮が可能な症例，感染性粉瘤などを繰り返す症例，拘縮に

よる機能障害を伴う症例などが挙げられる．逆に言えば，その他は保存的加療の対象となっており，日常診療においては，そちらが多くを占めている．

　保存的治療には，ステロイド局注療法，ステロイド外用療法，ODT(occlusive dressing technique)療法，内服治療，圧迫療法などが挙げられる．本稿においては，ステロイド局所注射の概要と手技の実際を中心に，各種保存療法とそれらを組み合わせた複合的治療法につき解説する．

ケロイド・肥厚性瘢痕の保存的治療

　2018 年に瘢痕・ケロイド治療研究会より「ケロイド・肥厚性瘢痕 診断・治療指針 2018」が発刊された[3]．これまで漠然と各主治医が独自の見解と経験から診断，治療を行ってきたところに，1 つの指針が示された．

　当科においてもその指針に準じて，ステロイドテープ剤(デプロドンプロピオン酸エステル)であ

*1 Munetomo NAGAO, 〒980-8574 仙台市青葉区星陵町 1-1 東北大学医学部形成外科，助教
*2 Masahiro TACHI, 〒985-0023 塩釜市花立町22-42 医療法人社団赤石会 赤石病院形成外科

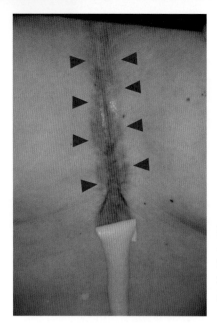

図 1.
ステロイドテープによる皮膚炎
瘢痕を越えてステロイドテープを
全体に貼付していたため，正常皮
膚にも発赤(赤矢頭)が認められた.

るエクラー® プラスター(久光製薬，福岡)の貼付指導から開始している．効果が乏しければ，トリアムシノロン(ケナコルト®)を適宜注射している．また，ステロイドテープ剤の効果がみられ，平坦化してきたら適宜，保湿外用剤に変更して維持を行っている．

また，広範囲，多発の症例や自覚症状の強い症例では，トラニラストなどの内服治療も併用しつつ治療にあたっている．

ケロイド・肥厚性瘢痕のステロイド治療

1．ステロイド含有テープ

本邦では現在，市場に 2 種類のステロイド含有テープ(エクラー® プラスター，ドレニゾン® テープ)が臨床において用いられている．ステロイド外用薬の強さ分類では，3 群 strong クラスとなっている．患部の洗浄の後，隆起部の形に沿ってテープを切って貼付し使用する．基本的に 24 時間を目安に交換となる．効果が得られてきたら，48時間毎の交換，もしくは 1 日おきの貼付など，使用頻度を漸減していき，平坦化してきたら保湿剤などの外用に変更していく．治療効果判定の 1 つの目安は治療開始から 3 か月としている．

ステロイド含有テープに関して，患部の範囲を超えないように貼付するよう，患者指導が必要である．正常皮膚まで貼付して皮膚炎などの副作用が生ずる(図 1)ことを予防するため，当科においては，使用方法，注意事項を説明した独自のプリントも作成し，外来で患者さんに渡している．

2．局注療法

1961 年にステロイド(トリアムシノロンアセトニド水性混濁液)の局注療法が報告[4]されてから，現在でも広く使われている有効な治療法である．しかしながら，注射時の強い疼痛により治療が継続できずに，結果として，苦痛を抱えながらの生活を強いられる症例もあった．そのため，局所麻酔を混入することで疼痛緩和を行うことが標準となってきている．また，様々な工夫がなされ，ステロイド局注時の疼痛緩和に対しては，麻酔テープや麻酔クリームを用いている施設もある[5].

トリアムシノロンアセトニド水性混濁液(ケナコルト®)は，4 群 mild の強さに分類される．線維芽細胞増殖抑制効果，コラーゲンやグリコサミノグリカン合成抑制，分解促進作用などが作用機序と言われる．周囲炎症反応，いわゆる周囲発赤浸潤(図 2, 3)を沈静化させ症状緩和へ効果を発揮するとされている[6]．これらは，治療目的の他，術後の再発予防目的にも使用されている[7].

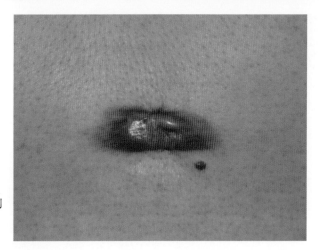

図 2.
疼痛を訴える典型的ケロイド症例
周囲発赤浸潤を認める.

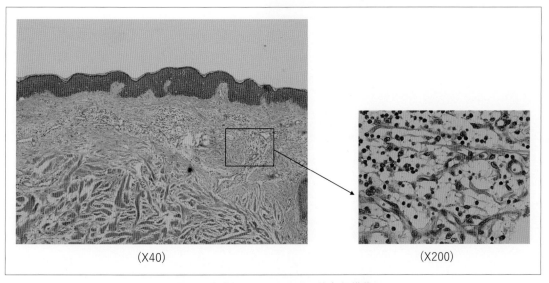

(X40)　　　　　　　　　　　　　　　　　(X200)

図 3. 典型的ケロイドの HE 染色組織像
皮下,境界において炎症細胞浸潤を認める.

A. 準備物品(図 4)

① ケナコルト®-A 皮内用関節腔内用水懸注:50 mg/5 m*l*(ブリストル・マイヤーズスクラブ,東京)

② エピネフリン入りリドカイン液(1%E キシロカイン®,アスペンジャパン,東京)

③ ロック付きディスポシリンジ(当科においては,インスリン皮下投与用針付き注射筒(1/2 m*l* 29 G,BD ロードーズ™,東京)を用いている)

④ 30 G や 27 G の注射針

⑤ 清浄綿など

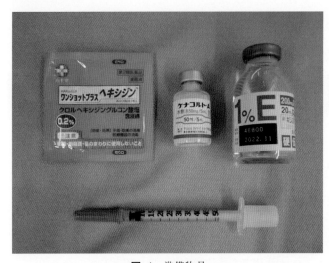

図 4. 準備物品
ステロイド,局所麻酔,注射などをセットとして準備

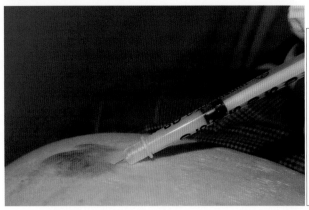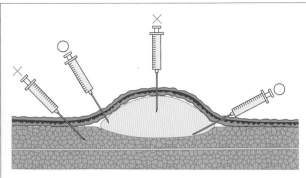

図 5. ステロイド局注の実際
炎症の強い辺縁部から刺入して注入を行う.（右図は文献 3 より引用）

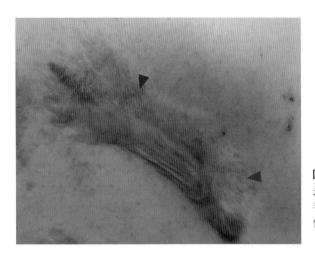

図 6.
長期ステロイド注射による皮膚の変化
毛細血管拡張（赤矢頭）と，皮膚菲薄化，色素脱失（青矢頭）を認める.

B．手技の実際

　使用直前に 1 回 5〜10 mg 程度のトリアムシノロン混濁液とエピネフリン入りリドカイン液を 1:1 で混合し，シリンジ内で均一になるように攪拌する．辺縁より注射針を刺入し，皮膚の色調変化や張り具合をみながら注入する（図5）. 1 回量を 5 mg までに留めておき，症状に応じて 4 週間以上間隔を空けて治療を行う．妊婦には禁忌である．また糖尿病や白内障，緑内障などがある時も極力治療を控える.

　注射による刺入部にもケロイドが生ずる可能性もあるため，炎症の強い辺縁部から刺入して注入を行う．また，脂肪組織に注入すると，脂肪萎縮が生ずるため注意する．副作用として，全身的には女性の生理不順や，高齢者の骨密度低下などがあり，使用量に注意する．また，局所では，皮膚菲薄化や毛細血管拡張，色素脱失などがあり（図6），漫然と使用することは避ける．これらの副作用に関しては，治療前に十分に説明を行い，症状出現時はすみやかに治療を中止する.

　広範囲であったり，多発性のケロイドなどは，長期間，年単位での治療を要する．しかしながら，根気強く治療を継続していくことで，相応の状態を維持できる症例も多く経験している（図7）.

3．外用療法

　ケロイド，肥厚性瘢痕治療の軟膏類は，副腎皮質ステロイド含有軟膏，ヘパリン類似物質が使用されることが多い.

　炎症を抑える効果を期待する場合は，まず副腎皮質ステロイド含有軟膏を使用する．一般病院にも広くに出回っているデキサメタゾン吉草酸エステル（リンデロン® VG）軟膏やヒドロコルチゾン

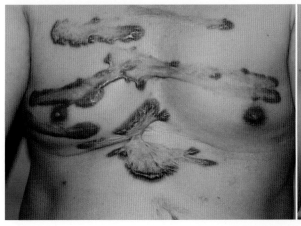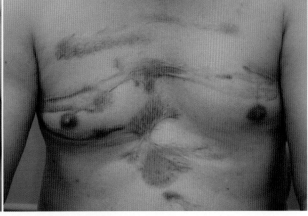

a | b

図 7. 保存的治療 3 年の経過（65 歳，男性）
4〜6 週毎に通院してステロイド注射を繰り返し，隆起部も平坦化してきている．

酪酸エステル（ロコイド®）軟膏などが使用されることが多いが，症状や部位に応じてステロイドの強さに応じた使い分けを行う．1 日に数回塗布しないと，ステロイド含有テープ剤と同等の効果は得られないが，当科では，背部などの部位や，形状が複雑などの理由でテープが貼りづらい症例などでは外用薬による治療を選択することが多い．また，夏場など，ステロイド含有テープ剤による蒸れの訴えも聞く．そのような時期に，クリームタイプのステロイドを処方することで，治療を継続している症例もある．副作用が認められた場合は，同様に使用を中止する．活動性の高いざ瘡が認められる場合も，悪化の可能性があるため使用は控える．

ヘパリン類似物質（ヒルドイド® ソフト軟膏 0.3%）は，血流促進効果，保湿効果として有用性が知られている．軟膏，クリーム，ローション，フォームなど，様々な形状があり，それを適宜使い分けていく．炎症が比較的落ち着いてきた段階から維持を目的に使用されることが多く，瘢痕の成熟化を目指すこととなる．

4．ODT 療法

疼痛や掻痒の訴えがあるものの，ステロイド含有テープの刺激が強く使用継続が困難な場合や，施設においてステロイド含有テープの採用がない場合などに考慮される．ステロイド軟膏を患部へ

塗布し，テガダーム® 等のフィルムドレッシングで被覆する．ステロイド含有テープと同様に 24 時間毎の交換を目安にする．正常皮膚への影響，ざ瘡の悪化など，合併症に関しても注意をする必要がある．

5．その他

その他の保存療法には，トラニラスト内服療法や圧迫療法なども挙げられる．トラニラスト（リザベン®，キッセイ薬品工業，長野）は，ケロイド，肥厚性瘢痕治療薬として，幅広く処方されている．特に，広範囲，多発の症例や自覚症状の強い症例の場合，前述の局所治療のみでは限界があるため，内服療法を併用することも多い．その際は，患者自身が続けられる治療であることが必須条件となるため，1 つの治療法に固執せず，様々な治療の選択肢を提示しながら治療を継続していくことが重要と考える．

ケロイド・肥厚性瘢痕に対する治療の ゴール設定について

ケロイド・肥厚性瘢痕の治療に際し，医療者として目指すものは当然ながら，きずあとゼロ（scarless）となるが，現状としては困難である．治療目標は，おのずと瘢痕の平坦化や拘縮の解除，掻痒や疼痛の緩和，消失などとなってくる．

肥厚性瘢痕に関しては，治療を行うことで，時

間経過とともに色調の退縮，隆起も落ち着いてくることも多いが，ケロイドに関しては，治療の中断により，再発の可能性があることを常に念頭に置く必要がある．そのような中で，患者さんへ十分な説明を行い，前述のような治療手段を組み合わせていく．瘢痕がありつつも患者自身で疼痛や掻痒の症状コントロールができるように治療を継続し，よい状態を維持できる術の確立がゴールになると筆者らは考えている．

まとめ

ステロイド局所投与療法を中心に，ケロイドおよび肥厚性瘢痕の保存的治療について解説を行った．特にケロイドにおいては，いずれの方法も治療には時間を要するため，患者さんへは，根気強く定期的な病院受診加療が必要であることを十分に説明し，理解してもらうことが肝要である．

参考文献

1) Al-Attar, A., et al.：Keloid pathogenesis and treatment. Plast Reconstr Surg. 117：286-300, 2006.
2) Kal, H. B., et al.：Dose-effect relationships for recurrence of keloid and pterygium after surgery and radiotherapy. Int J Radiat Oncol Biol Phys. 74：245-251, 2009.
3) 瘢痕・ケロイド治療研究会：JSW scar scale（JSS）2015. ケロイド・肥厚性瘢痕診断・治療指針 2018. 11-20, 全日本病院出版会, 2018.
4) Hollander, A.：Intralesional injection of triamcinolone acetonide：a therapy for dermatoses. Antibiotec Med Clin Ther. 8：78-83, 1961.
5) Tosa, M., et al.：Effect of lidocaine tape on pain during intralesional injection of triamcinolone acetonide for the treatment of keloid. J Nippon Med Sch. 76：9-12, 2009.
6) Muneuchi, G., et al.：Long-term outcome of intralesional injection of triamcinolone acetonide for the treatment of keloid scars in Asian patients. J Plast Reconstr Surg Hand Surg. 40：111-116, 2006.
7) 林　利彦ほか：ケロイド/肥厚性瘢痕切除後の早期ステロイド局注/外用療法. 瘢痕・ケロイド. 4：89-90, 2010.

PEPARS No.173：33-38, 2021

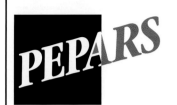

◆特集／ケロイド・肥厚性瘢痕治療 update

ケロイド・肥厚性瘢痕に対する ステロイド以外の薬物療法

土佐 眞美子*

Key Words：ケロイド(keloid)，肥厚性瘢痕(hypertrophic scar)，ステロイド以外の薬剤治療(drug treatment other than steroids)，トラニラスト(tranilast)，ヘパリン類似物質(heparinoid)

Abstract ケロイド・肥厚性瘢痕は，動物モデルが確立していないために特効薬の開発が困難である．さらに，ピアス，ざ瘡，予防接種，手術など様々な原因から発症し，自覚症状などの訴えも様々である．そのため，ステロイド外用治療に抵抗する例や，適応できない例に対しては，個々にあったステロイド以外の薬物治療を追加していくことが必要となる．ステロイド以外の薬物治療の中で，唯一，ケロイド・肥厚性瘢痕に対して保険適用となっている内服薬が，トラニラストである．形成外科領域に限らず，広く使用可能な薬であり，単独使用による有効例の報告もあるが，ステロイド外用治療や手術治療と併用した場合の有効性が認められている．ヘパリン類似物質も外用剤として保険適用があり，主に，ケロイド・肥厚性瘢痕の赤みの改善に有効とされている．保険適用外の薬物治療としては，紫苓湯が知られており，その他，抗腫瘍薬，免疫抑制剤などの報告がある．個々の状態にあった治療法を選択しつつ，特効薬開発を目指した基礎研究の継続が重要である．

はじめに

　ケロイド・肥厚性瘢痕の動物モデルは確立していないため，特効薬はない．薬物治療は，ステロイドの外用(ステロイド含有テープやトリアムシノロン局所注射)がメインとなっているが，それだけでは，対応できない例もある．そのような場合には，ステロイド以外の薬物治療を考慮して柔軟に選択し行うことが重要である．

　本稿では，ケロイド・肥厚性瘢痕に対する保存的治療の中で，ステロイド以外で有効性が報告されている各種薬物療法(図1)について，筆者の経験も紹介しつつ述べる．

ケロイド・肥厚性瘢痕に対する ステロイド以外の薬物療法

1．保険適用がある薬物療法

A．トラニラスト(リザベン®)

　トラニラストは，抗アレルギー薬として開発され，唯一のケロイド・肥厚性瘢痕に対する保険適用がある内服薬である．用量は成人で1日300 mg，小児で5 mg/kgで，毎食後に内服する．効用は主に痒み，痛みの軽減で，瘢痕の縮小も若干は期待できる．効果の発現は血中濃度が維持される4週間後からと言われており，確実な内服の指導と3か月以上の経過観察が必要である．有効なら1年間継続する．副作用は少ないが，主に女性で見られる膀胱炎様症状や消化器症状があり，投与中は頻尿，残尿感などの症状に注意し，程度に応じて中止，治療法の変更を検討する[1]．

　海外では一般的ではないが，我が国ではトラニラストに関して数多くの臨床研究がなされてき

* Mamiko TOSA, 〒113-8603 東京都文京区千駄木1-1-5 日本医科大学形成外科，准教授

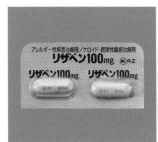
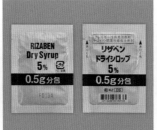
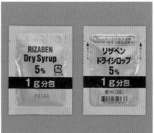
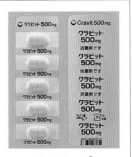

リザベン®
(kissei.co.jpより引用)

クラビット®
(Jga.gr.jpより引用)

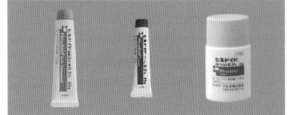
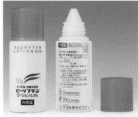
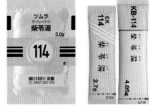

ヒルドイド®
(maruho.co.jpより引用)

ビーソフテンローション®
(mochida.co.jpより引用)

紫苓湯®
(tsumura.co.jp　(rad.ar.or.jp
より引用)　　より引用)

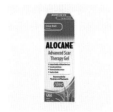
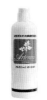
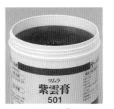

Onion extract gel
(amazon.co.jpより引用)

ヨモギローション
(yahoo.co.jpより引用)

紫雲膏®
(tsumura.co.jpより引用)

図 1. ケロイド・肥厚性瘢痕に対するステロイド以外の各種薬物療法

た[2]. 肥厚性瘢痕に対しては，全国 14 施設での研究で，有用以上が 32.4%，やや有用以上が 71.6% であり[3]，279 症例を対象としたランダム化比較試験では，ヘパリン類似物質を比較対象とした場合，治療効果が有意に優れていた[4]. 石倉らは，肥厚性瘢痕・ケロイド 37 例にトラニラストを投与してその有効性を検討し，肥厚性瘢痕・ケロイドの自覚症状に対しては単独でもある程度の効果が期待でき，これらの疾患に安全かつ特効的な治療法がない現時点では試みてよい薬剤であると報告している[5]. 小坂らは，トラニラスト内服治療を行った肥厚性瘢痕・ケロイド 216 例について有効性を検討した. トラニラスト内服単独では肥厚性瘢痕の 70.1% に，ケロイドの 60.0% に有効(自覚症状，他覚症状のいずれかに改善が認められた)であり，ステロイド外用治療などとの併用療法ではさらに有効性が高まった(図2). 治療効果としては，自覚症状では掻痒感が，他覚的には発赤・隆起の軽快が認められ，副作用として 216 例中 3 例(1.4%)に消化器症状がみられたが軽微であり，他の保存的治療が不可能な患者でもトラニラスト内服単独療法に有効性が期待できると述べている[6]. 形成外科領域以外からも，トラニラスト長期内服が奏効した 50 年来の真性ケロイド症例の報告[7]，精神科入院中の肥厚性瘢痕例に対するトラニラストの有効性の報告[8]があり，トラニラストは，ケロイド・肥厚性瘢痕に対する治療法のひとつとして認識されつつある.

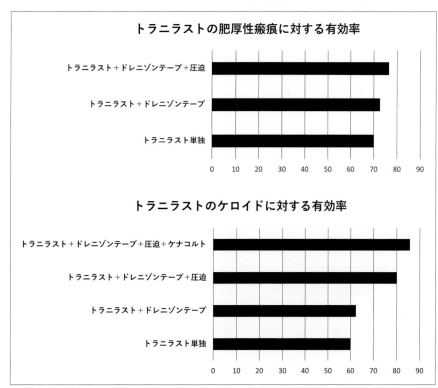

図 2.
肥厚性瘢痕およびケロイドに
対するトラニラスト治療の有
効率
（文献 6 より引用）

トラニラストのケロイド・肥厚性瘢痕に対する
作用機序については，ケロイド由来線維芽細胞に
おけるコラーゲン合成抑制作用[9]や，肥満細胞の
遊走を阻害してサイトカイン（TGF-β）の産生あ
るいは遊離抑制作用を有し，線維芽細胞のコラー
ゲン増殖を抑制することから，肥厚性搬痕の形成
予防にも効果的であると報告されている[10].

トラニラストの術後瘢痕形成に対する予防効果
の検討を目的とした臨床研究も行われており，婦
人科領域の手術症例に対して術後 7 日目からトラ
ニラストを予防的に投与した群では，術後 6 週間
後の「発赤」，「硬結」，「隆起」，「増大傾向」および，
術後 4 か月後の「隆起」，「増大傾向」の所見は，非
投与群と比較して有意に良好であった[11]. 術後ケ
ロイド・肥厚性瘢痕に対する予防効果が期待され
る.

＜私の使用法と経験＞

自覚症状が強い例，多発例には初診時から，ス
テロイド外用治療に加えて処方する．ステロイド
との併用が多いため，トラニラストのみの効果判
定は難しいが，ステロイド治療が不可能な患者の
中には，長期間トラニラストのみを内服してケロ

イドが成熟瘢痕化した例も経験している.

**B．ヘパリン類似物質（ヒルドイド®）クリー
ム・軟膏・ローション**

ヘパリン類似物質（heparinoid）は，血液凝固抑
制，角質水分保持増強，線維芽細胞増殖抑制，上
皮化促進，抗炎症作用を有すると考えられてい
る．一方，肥厚性瘢痕およびケロイドなどでは毛
細血管が閉塞し，組織の hypoxia が生じ，これが
病因の 1 つではないかと推測されている[12]. 本物
質はすみやかに経皮吸収され，血液の凝固と組織
の線維性増殖を阻止するとともに，血液，組織液，
リンパ液の循環を促進し疼痛と炎症を迅速に軽減
させることから，血栓性静脈炎，腰痛，打撲など
広い分野でも臨床応用されている．また酸性ムコ
多糖類に属するヘパリン類似物は結合組織に強い
親和性があり，特に瘢痕組織に対し加水作用を増
強し，組織を膨潤軟化することから肥厚性瘢痕，
ケロイドの消退を促進させる効果があると考えら
れている[13]. ヘパリン類似物質ローションは，そ
のヘパリン類似物質を 1 g 中に 3.0 mg 含有する
ローション剤である．ローション剤にすること
で，広範囲な部位への塗布を容易にした．抗炎症

表 1. ケロイド・肥厚性瘢痕に対するその他の治療薬の有効性

薬剤	対象	報告された効果
オニオン抽出液[20]	ケロイド・肥厚性瘢痕	瘢痕の赤み軽減
ヨモギローション[21]	熱傷後肥厚性瘢痕	瘢痕の痒み抑制
紫雲膏[22]	ケロイド・肥厚性瘢痕	瘢痕の赤みと痒み軽減
塩化メチルロザニリン[23]	ケロイド	瘢痕壊死による増殖減弱効果

血行促進剤であるビーソフテンローション®を,ケロイドおよび肥厚性瘢痕患者53例に8週間投与した臨床研究では,中等度改善以上で54.2%,有用度は有用以上で60.4%,副作用は2例(3.8%)と報告されている[14].

＜私の使用法と経験＞

ケロイド・肥厚性瘢痕が平坦化して,皮下にも硬結が触れなくなった部分に,患部の赤み軽減効果を期待して使用している.ステロイド外用が難しい例に対しては,初期から使用する.

C. レボフロキサシン(クラビット錠®)

ケロイドでは,局所二次感染(集簇性ざ瘡などの合併)を起こすことがあり,その炎症はケロイドの悪化につながる.レボフロキサシンはニューキノロン製剤のひとつであり皮膚組織への高い移行性を有し,グラム陽性菌からグラム陰性菌におよぶ幅広い抗菌スペクトラムを持つ.クラビット錠®は皮膚科領域感染症に対して有用かつ安全との報告がある[15].

＜私の使用法と経験＞

ケロイドおよびその周囲に感染徴候を感じたら,なるべく早期に内服するように患者には指導している.内服により,炎症期間の短縮・ケロイドの悪化予防を実感している.

D. NSAIDs を含む抗炎症剤内服

ケロイド・肥厚性瘢痕の自覚症状が強く,ステロイド治療のみではコントロールできない症例においては,NSAIDs を含む抗炎症剤内服を併用している.

E. ざ瘡に対する治療薬

ざ瘡後に発生するケロイドに対する治療は,ケロイドとざ瘡両方の治療を考慮することが大切である.特に,ケロイドと活動性が高いざ瘡が混在して多発する症例は,両方に対する治療を並行し

て行う必要がある.軽度のざ瘡に対しては,ざ瘡治療外用薬処方を行うが,コントロールが難しい場合については,積極的に皮膚科に紹介している.

2. 保険適用ではないが有効性が報告されている薬物治療

A. 柴苓湯

柴苓湯は,小柴胡湯と五苓散の合方であり,抗炎症作用,内因性ステロイド増強作用,浮腫軽減作用に加え,線維化抑制作用を有することが知られており,術後のケロイド・肥厚性瘢痕に対して,非投与群よりも有意な改善が認められたとの報告がある.副作用としては,胃部不快感や間質性肺炎などが報告されている[16].トラニラストと同等の治療効果の報告[17]もあり,トラニラスト内服治療が困難な症例に対しては,治療選択肢の1つになる.

＜私の使用法と経験＞

本治療薬の内服を希望された例への使用経験はある.印象としては,長期間の内服がやや困難である.治療効果に関しては,ステロイド外用治療併用例がほとんどであるため,評価は難しい.

B. 抗腫瘍薬・免疫抑制薬

ケロイド・肥厚性瘢痕に対する 5-FU(5-fluoracil)の有効性は海外を中心に報告されているが,ステロイド剤や手術治療との併用療法の報告[18]が多い.その他,ブレオマイシンや,インターフェロンもそれぞれ効果があることが示唆されるが,インターフェロン α-2b は効果がないという報告もある[19].

C. その他

オニオン抽出液[20],ヨモギローション[21],紫雲膏[22],塩化メチルロザニリン(ピオクタニンブルー液®)[23]などのケロイド・肥厚性瘢痕に対する治療効果の報告がある(表1).

まとめ

ケロイド・肥厚性瘢痕に対する薬物治療は、ステロイド外用治療が主流であるが、これだけでは、完治できない症例も少なくない。個々の症例の状況に合わせて、柔軟に、追加あるいは代用治療を考慮する姿勢が求められる。一方、本稿で述べたステロイド以外の薬物治療の多くは、単独では十分な効果を得ることが難しく、基本的にはステロイド外用治療あるいは、手術治療と組み合わせることにより、治療効果が期待される。また、海外では抗腫瘍剤や免疫抑制剤などのケロイド・肥厚性瘢痕抑制効果の検討が行われている。本邦においても、臨床・基礎の両面から、特効薬開発に向けた取り組みを進めることが重要と考える。

参考文献

1) 長西裕樹ほか：プライマリケア医のための創傷治癒ガイド ケロイドと肥厚性瘢痕. 治療. **85**(10)：2824-2828, 2003.
   Summary ケロイド・肥厚性瘢痕に対するトラニラスト治療の解説.

2) 小川 令：ケロイドと肥厚性瘢痕の最新治療. 医学のあゆみ. **237**(1)：123-128, 2001.
   Summary ケロイド・肥厚性瘢痕に対する最新治療に関する総説.

3) リザベン臨床検討会：ケロイド・肥厚性瘢痕に対するトラニラストの臨床効果の検討. 熱傷. **13**：213-227, 1987.

4) トラニラスト研究班：ケロイドおよび肥厚性瘢痕に対するトラニラストの臨床評価ヘパリン類似物質軟膏を対照薬とした二重盲検比較試験. 西日本皮膚科. **54**：554-571, 1992.

5) 石倉直敬ほか：肥厚性瘢痕およびケロイドに対する内服療法としてのトラニラストの使用効果. 基礎と臨床. **26**(1)：489-498, 1992.

6) 小坂正明, 上石 弘：Tranilast 内服療法を行ったケロイド・肥厚性瘢痕 216 例の検討. Prog Med. **15**(6)：893-899, 1995.

7) 高野平八郎ほか：トラニラスト長期内服が奏功した 50 年来の真性ケロイドの一例. 臨床医薬. **14**(8)：1393-1396, 1998.
   Summary 外科領域におけるトラニラスト長期

間投与によるケロイド治療有効例

8) 大和田 潔, 木代眞樹：精神科領域での肥厚性瘢痕におけるトラニラスト(リザベン)の有効性. 新薬と臨床. **51**(12)：1184-1190, 2002.
   Summary 精神科領域におけるトラニラストの有効報告例.

9) 須沢東夫ほか：アレルギー性疾患治療薬 Tranilast のケロイド組織に対する作用. 日薬理誌. **99**(4)：231-239, 1992.
   Summary トラニラストは、ケロイド由来線維芽細胞を抑制する.

10) 合阪幸三ほか：肥厚性瘢痕に対するトラニラスト(リザベン™)の予防的投与の効果. 産科と婦人科. **65**(12)：1817-1821, 1998.
   Summary トラニラストの予防的投与は、術後肥厚性瘢痕を予防する.

11) 後藤 栄ほか：婦人科開腹術後の肥厚性瘢痕の発生・増悪に対するトラニラストの予防的効果 多施設共同研究. 産婦人科の進歩. **53**(3)：197-202, 2001.
   Summary トラニラストの予防的投与は、術後肥厚性瘢痕を予防する.

12) Cohen, I. K., et al.：Plastic Surgery, 1st ed. Macarthy, J. G., et al., ed. 732-747, Saunders, Pheiladelphia, 1990.

13) Beiglbock, W., et al.：Heparin as remendy for mesenchymal tissue disorders. II. Munch. Med. Wochenschr. **94**(10)：454-459, 1952.

14) 長田光博ほか：肥厚性瘢痕およびケロイドに対するビーソフテンローション(ヘパリン類似物質ローション剤)の臨床効果. 基礎と臨床. **28**(12)：3905-3917, 1994.

15) 中川浩一ほか：皮膚科領域感染症に対するレボフロキサシン(クラビット)の有用性の検討. 皮膚. **39**(5)：530-542, 1997.

16) 馬場 奬ほか：頭頚部外科領域手術後の肥厚性瘢痕発生に対する紫苓湯と予防効果—トラニラストとの比較—. Prog Med. **28**：2977-2982, 2008.
   Summary 紫苓湯は、トラニラストと同等の術後肥厚性瘢痕予防効果を認めた.

17) 平松幸恭ほか：ケロイド・肥厚性瘢痕に対する柴苓湯の有用性について. 日形会誌. **28**：549-553, 2008.

18) 武 曉莉ほか：【ケロイド・肥厚性瘢痕の最新治療】ケロイド・肥厚性瘢痕の最新治療 血管新生の抑制を目的としたケロイドに対する低用量5-FU 局所注射療法. PEPARS. **33**：82-86, 2009.

19) Ojeh, N., et al. : Kelods : Current and emerging therapies. Acta Burns Heal. **6** : 1-18, 2020.

20) Hosnuter, M., et al. : The effects of onion extract on hypertrophic and keloid scars. J Wound Care. **16**(6) : 251-254, 2007.

21) 松野香野ほか：熱傷後肥厚性瘢痕の搔痒に対するヨモギローションの止痒効果. 熱傷. **29**(1)：50-56, 2003.

22) 小野浩二ほか：紫雲膏の有効作用機序の研究　特にケロイド，肥厚性瘢痕の止痒効果　発赤に及ぼす影響. 聖マリアンナ医大誌. **30**(4)：439-445, 2002.

23) 菊井知子，菊井夏樹：【ケロイド・肥厚性瘢痕の最新治療】塩化メチルロザニリン溶液によるケロイド内局所注射療法. PEPARS. **33**：74-81, 2009.

PEPARS No.173：39-48，2021

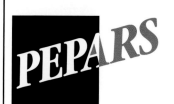

◆特集／ケロイド・肥厚性瘢痕治療 update

皮膚の張力を念頭に置いた
ケロイド手術方法の実際

赤石　諭史*

Key Words：ケロイド（keloid），肥厚性瘢痕（hypertrophic scar），皮膚の張力（skin tension），手術方法（surgical method），縫合法（suture method）

Abstract 　ケロイド・肥厚性瘢痕の拡張や悪化の主要因は「皮膚にかかる張力」である．この張力をコントロールすることがケロイド・肥厚性瘢痕の治療で最も重要であるが，日常生活のほぼ全ての運動は張力を発生させるため，完全にゼロにすることは困難である．したがって，ケロイド・肥厚性瘢痕の手術治療を行う際には，全身の皮膚にかかる張力を熟知し，術創部にかかる張力を最小限にコントロールする必要がある．
　また，実際のケロイド切除術の際には，一方向ではなく「3つ方向の減張」が必要である．深部との癒着をしっかりと解除する「奥行の減張」，運動時に牽引される方向にＺ形成などを作図して術後の運動で張力を発生しにくくさせるための「長軸の減張」，筋膜をしっかりと縫合して創部を寄せる「短軸の減張」，である．ただ，筋膜縫合に関しては全てのケロイドにおいて必須という訳ではなく，耳介や耳垂に関しては真皮縫合も必要ない．再発のないきれいな手術を目指すためには，部位別の手術方法の違いについても熟知する必要がある．

はじめに

　ケロイドの原因は様々に言われてきたが，張力が最大の原因として異論がなくなって久しい[1~3]．人類が生命活動を行う際の「起きる」「歩く」「座る」「振り向く」「寝返る」などの行動は，皮膚に一定方向の張力を発生させるため，多くの患者さんは典型的なケロイドの伸展形式を示すことになる．究極的な治療は「全く動かない」ということになるが，日常の活動を続ける限り患者さんの皮膚には張力がかかる．したがって，患者さんはケロイドと「共生」しなければならず，医者は患者さんの生活を想像しながら張力をコントロールする手伝いを行う．その1つの方法が手術であり，今回は張力の外科的コントロール方法などにつき解説を行う．なお，ケロイド術後に必要な放射線の照射方法・線量などは諸家の報告に譲る．

* Satoshi AKAISHI，〒211-8533　川崎市中原区小杉町 1-396　日本医科大学武蔵小杉病院形成外科，教授

皮膚にかかる張力の基礎

　まずは，縫合創とそれにかかる張力について有限要素法を用いながら解説を行う．一旦ケロイドが出現するとその両端に多くの張力がかかり，その張力がケロイドを発生させている[1]（図1）．そのため，人種や性別にかかわらず，前胸部の Butterfly shape や上腕部の Dumbbell shape といった典型的形態を示すのである．図のように前胸部に発生したケロイドは，肩関節の動きなどにより両側に牽引されるが，辺縁に強い張力（応力）がかかり，中心部は張力がさほどかからない．このように強い張力がケロイドにかかることにより血管内皮細胞，炎症細胞，線維芽細胞等が辺縁部に集積し，ケロイドが拡大していく．また，張力がかかりにくくなる中心部は，ケロイドの活動性が減弱したり，場合によっては成熟瘢痕に至るのである．
　また，手術縫合部の力学に関して，横方向に縫合した創と縦方向に縫合した創を横方向に牽引したコンピュータシミュレーションの図を示す（図

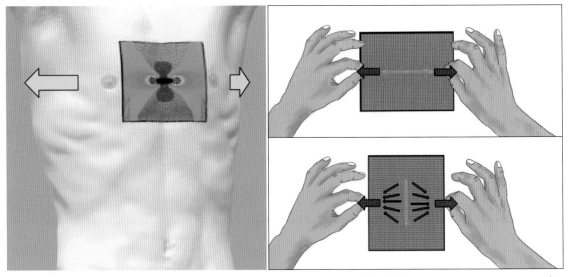

図 1. 有限要素法によるケロイド，切開線の分析　　　　　　a｜b
人体モデル上に有限要素法によるシミュレーションを合成した図．肩甲骨や肩関節の運
動で胸を開く場合，前胸部のケロイドの両端には大きな応力がかかる(a)．創部と平行に
牽引した場合(b 上)は強い応力がかかり，黄色〜赤色に創部が示されているが，創部と
垂直に牽引した場合(b 下)，力が分散され，応力が弱く黄緑色に創部が示されている．

1)．図のように牽引方向に直交した縫合部の場合，張力が全体に分散され低くなる．逆に牽引方向と平行な縫合部は，牽引した力が分散されないため，強い張力を生むことになる．

こういった原理により，ケロイド切除後に創部をそのまま単純縫縮すると，牽引方向と平行であるため，創部には大きな力がかかるのである．そのようにして生まれた大きな張力がケロイド切除後の再発を起こし，ケロイドを「手術しても手術しても再発する」と言わしめた不治の病にしていたのである．

減弱すべき張力

以上のようなケロイド術後の再発を抑えるための張力コントロールとして，いくつかの重要な「減張」が存在する．それらは，「縦方向」「横方向」「垂直方向」の減張であり，【3次元の減張】と言うべきものである(図2)．

まずは垂直方向の減張であるが，これは表皮から軟部組織，筋肉に及ぶ瘢痕によって牽引される張力の減張である．ざ瘡などから発生するケロイドは深部に浸潤しないため十分な腫瘍下床の正常軟部組織が残存しているが，手術創に発生するケロイドは創部下床に広く瘢痕組織が存在するため，可及的に切除が必要である．このような十分な瘢痕切除と，後述する筋膜縫合による脂肪織の愛護的温存が，創部深部と表面の張力を減張するものである．これが不十分であると創部の可動性が失われ，筋肉の動きが瘢痕を通じて真皮に及ぶため，垂直方向の張力がかかるのである．

2つ目は，長軸方向の減張であるが，これは体を動かした時に創部にかかる張力を減弱させるために，Z形成術などの局所皮弁を行うものである．ケロイド切除後は運動方向と垂直な縫合線とすることが理想であるが，実際には運動方向に細長く広がっているケロイドが多い．したがって，細長いケロイドを切除してそのまま縫合し，Z形成などをデザインして，長軸方向と並行する創部を分断して運動によってかかる張力を分断することが多い．

最後に，短軸方向の減張であるが，これは後述するように腫瘍を切除した後に筋膜を使って縫合し，真皮縫合の減張を行うものである．

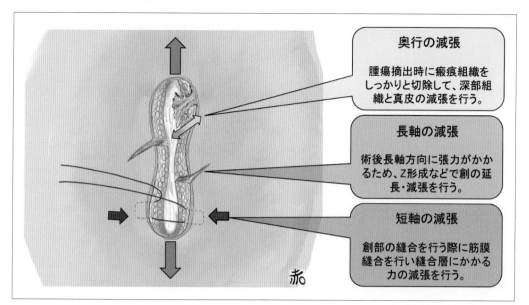

図 2. 三次元方向の減張

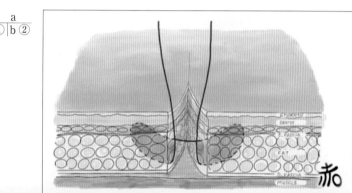

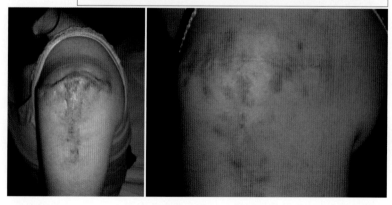

図 3.
一般的な縫合法の問題点
　a：一般的な皮下縫合を行った
　　場合，強い結紮は糸に囲まれ
　　た脂肪の血流を阻害する．
　b：真皮に強く吸収糸をかけた
　　場合，そこからケロイドが発
　　生するリスクがある．
　　①抜糸時
　　②術後3か月

ケロイド予防のための縫合法の原理

　ケロイドは真皮の網状層から発生するため，その部分の「創部に張力がかからない」縫合法が必要である．いわゆる皮下縫合と言われるものは，脂肪織から真皮の下層を拾って結紮するものである（図3-a）．この目的は軟部組織の死腔をなくすこ

とと，表面の皮膚の減張である．しかしこのような一般的な皮下縫合はケロイドの手術には適さないことが多い．強い力で縫合することが多いが，真皮の中層より浅く吸収糸がかかった場合に真皮のダメージが大きく，そこからケロイドが発生するリスクがある（図3-b）．また，強い縫縮により脂肪織の血流を阻害し遅発性に脂肪壊死をきたす

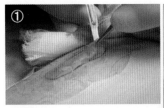

①慎重に表皮・真皮・脂肪と切開
していくと，一層の脂肪の下に
superficial fascia を見つけるこ
とができる

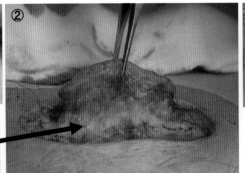

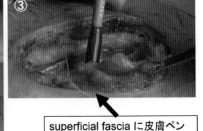

③superficial fascia に皮膚ペン
でマークを付けてsuperficial
fascia を電気メスで切開する

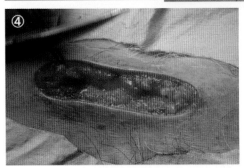

④各fascia を水平マットレスで縫合する
この後、Z形成・真皮・表面縫合を行う

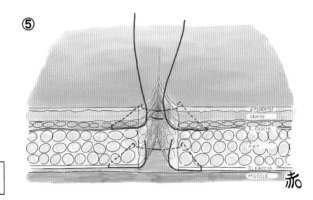

図 4. 筋膜縫合の解説

場合があったり，創部の血流が悪化して創離開する場合があるためである．

したがって，真皮網状層を愛護的に扱い，脂肪層と筋膜の構造を温存し，組織壊死による皮下の瘢痕化を防ぐためには，① 軟部組織の縫合，② 表皮・真皮の縫合を分けて考える必要がある[4]．皮下や真皮縫合に減張を担わせるのではなく，① 軟部組織の処理で表皮にかかる力を減弱し，② 表皮・真皮縫合は張力が全くかからない状態で愛護的に細い糸で行うことが肝要である．【筋膜縫合】は上記のためには理想的な方法であり，脂肪織内に薄い膜のような線維性組織として存在する浅筋膜と，筋体の表面にある筋膜（いわゆる深筋膜）をそれぞれ縫合し，真皮にかかる張力を減弱させる縫合法である（図4）．

ケロイドに対する筋膜縫合法の実際

① 脂肪組織が見えるまで真皮をメスで切開する．
② 通常どんな場所でも表面から脂肪一層下に浅筋膜が存在するため，指に巻き付けたガーゼで脂肪をかき分けるようにこすると，脂肪層の中に浅筋膜が明瞭となる．
③ 乾いたガーゼでよく拭いた後に浅筋膜に皮膚ペンでマーキングを行い，その内側を電気メスで切開する．
④ 深筋膜まで露出させる場合は電気メスで深筋膜上まで脂肪を切開し，必要に応じて深筋膜を切除もしくは切開する
⑤ 深筋膜を太いモノクリル吸収糸（0, 2-0, 3-0 PDS™）で水平マットレス縫合を行う．
⑥ 浅筋膜をモノクリル吸収糸（3-0, 4-0 PDS™）で水平マットレス縫合を行う．この時点で減張はほとんど終わり，創部は軽く合わさっている．
⑦ この時点でZ形成などの局所皮弁を再度デザインし直し，皮弁の切開を行う．
⑧ 真皮をモノクリル吸収糸（4-0, 5-0 PDS™）で縫合し，表面をナイロン糸（5-0, 6-0）で縫合する．減張は筋膜ですでに終わっているため，真

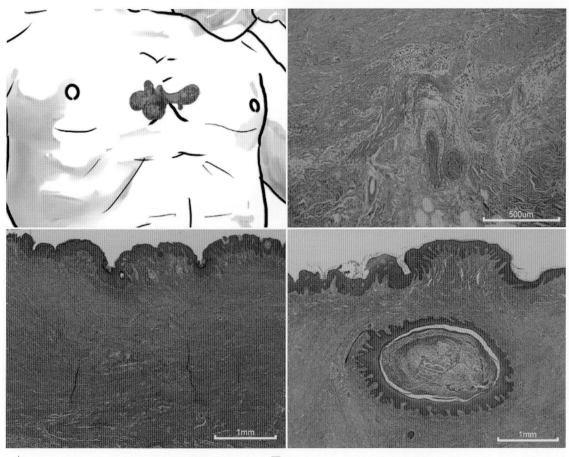

a	b
c	d

図 5.

a：非典型的なケロイドの形態　　b：ケロイド内の真菌
c：ケロイド下の毛包　　　　　　c：ケロイド内の嚢腫

皮縫合はある程度疎に行っても問題はない．ここで真皮縫合を浅く行うと結紮部分が後に露出しケロイド再発の元となるため注意が必要である．

ケロイド手術の術前評価

術前にケロイドの原因評価が重要である．ケロイドの原因としては，① 張力，② 感染(嚢腫，毛嚢炎，真菌など)が挙げられ，悪化因子としては，③ 妊娠，④ 高血圧などがある．手術の際に直接除去を考慮すべきなのは ①② であり，まずは ② のような感染源を完璧に取り除く切除範囲を決定し，張力を減弱させるデザインを検討していく必要がある[5]．

ケロイドは張力のみが原因であると Butterfly shape などの典型的形態を示すが，非典型的形態を示すものは内部に感染源がある可能性が高い(図5)．したがって，非典型的形態のケロイドは術前に尋常性ざ瘡や白癬の治療，脱毛などが，奏効する場合があるので留意する必要がある．

手術方法には，単純縫縮・植皮術・皮弁術が挙げられる．全ての切除後欠損を単純縫縮することは困難であるため，「単純縫縮により生まれる張力は十分に減弱されているか」を術前に十分に検討しなくてはならない．基本的には，縫合の際に強い張力がかからない場合は張力方向に垂直なデザインを検討する．しかし，たとえ運動によりかかる張力に垂直な方向に縫縮できたとしても，強く縫合して生まれる張力が強ければ再発の原因となる．したがって後述するような Z 形成術が必要になる場合が多い．また，どの方向に縫合しても術後に張力が大きくかかる場合には，皮弁術や植

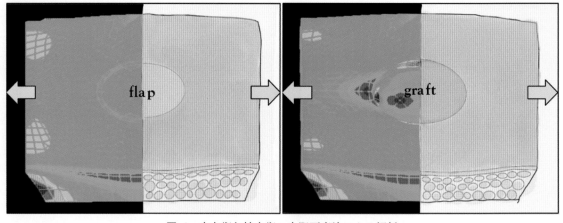

図 6. 皮弁術と植皮術の有限要素法による解析
両側に引っ張りを行った場合，皮弁術においては張力の変化を認めないが，
植皮術においては植皮辺縁に強い張力がかかっている.

皮術を検討していく必要がある.

　植皮術は植皮後の長期経過で，植皮の辺縁に再発をきたすことが多く，適応には注意が必要である．当施設に他院より紹介となる植皮術後の再発症例は，植皮の辺縁から硬結が発生し，徐々に植皮片を飲み込むようにケロイドが植皮片に置き換わることが多い．実際，有限要素法で皮膚欠損部に皮弁と植皮をおいたシミュレーションを行った場合，図に示すように植皮の辺縁に高い応力を示す(図6).

　植皮片が薄く硬かったり，植皮が硬い肉芽や骨膜・筋膜の上に施行されたり，脂肪組織が少なかったり，十分な縦方向の張力の解除が行われていない場合に大きな張力が発生するため，植皮術を行う際にも力学的推察が必要である．したがって，植皮術で術後に成功する可能性があるのは，「厚い植皮が完全生着する」，「植皮下組織の十分な柔軟性がある」場合である．このような条件が整う可能性があり，さらに皮弁術が困難である場合に限り，植皮術も考慮しても良いかもしれない.

　今回は，張力と手術の関係を簡素化させるために，単純縫合の臨床につき詳細を次に解説する.

ケロイド手術の部位別臨床

1．耳ケロイド

　耳のケロイドは軟骨のある耳介部分と，耳垂部分では再発率が違うため，手術方法は違うものと

なる．耳垂ケロイドは前後でくり抜いたあとは基本的に前後をクロスさせるように縫合することで，耳垂縁に切開を加えない．もちろん巨大なものはくさび状に切除し縫合するのが良いが，瘢痕が成熟する際に収縮して耳垂縁にノッチを形成する場合があるため，耳垂後面や耳垂縁に小Z形成を行うのが推奨される.

　耳介は前面の皮膚は基本的に切除せずに切開のみで，後面は少し多めに皮弁を作成して硬いコラーゲン塊部分をくり抜く．耳介ケロイドは外傷や手術によるものも散見されるが，基本的にピアス後に発生するものがほとんどである．軟骨を貫通してピアス孔が残存しているためケロイドを慎重にメスで剝離し切除する．その際ケロイドは軟骨に浸潤せず，軟骨膜とケロイドの境界は明瞭であるためさほど切除は困難ではない(図7)．また，皮弁の立ち上がりより1cmほどまでは薄くしても壊死しにくいため，硬い部分はなるべく取り除く．その際に余剰な皮弁部分は切除するが，耳前部は皮膚が足りなくなることが多いため，わずかに多めに皮弁を残す.

　耳ケロイドの縫合で重要なことは，基本的には吸収糸による中縫いを行わないことである．耳は軟部組織が柔らかく，中縫いの硬結より再発をきたすことが多いため，表皮縫合を脂肪組織まで深く入れて縫合する．うまく表面が合わない時は，耳はマットレス縫合部分の瘢痕が目立つことが少

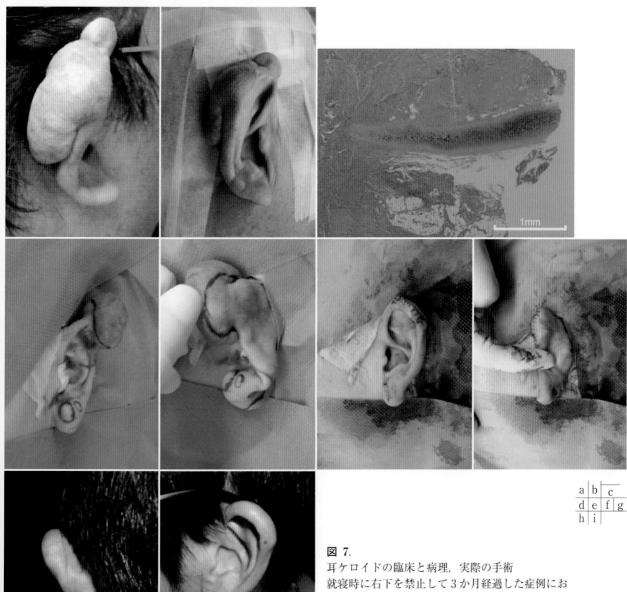

a	b	c
d	e	f	g
h	i		

図 7.
耳ケロイドの臨床と病理，実際の手術
就寝時に右下を禁止して 3 か月経過した症例において著明なケロイドの縮小を認めた(a, b)．ケロイド組織内の軟骨はケロイドの浸潤を認めない(c)．
耳介と耳垂の手術において耳介はくりぬき法，耳垂は全切除後に前後をクロス状に縫合しているが，2 年後にはケロイドの再発は認めない(d〜i)．

ないため，垂直マットレス縫合を適宜使用し，軟骨膜と 3 点縫合を行う．
　術後は，紙テープ固定を行い，硬結が強い場合にはステロイドテープ貼付の併用も行う．また，耳介は就寝時に枕と擦れて張力が発生することでケロイドが発生している部分であるため(図 7)，患側を下にして寝ないように指導が必要である．

術後外来通院時には当初は月に 1 回程度，ケナコルトの局注を施行する．耳介術後は皮弁部分に硬結が残存するためやや隆起が残っているが，大体 1 年もすると硬結や隆起はなくなり，正常側と見分けがつかない程度にはなる．術後，耳垂で 1 年半，耳介で 2 年，再発を認めなかった場合に終診となる．

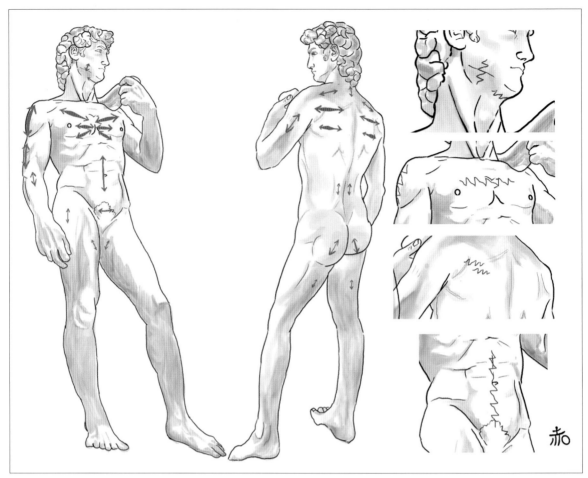

図 8. ケロイドの好発部位・伸展方向と部位別 Z 形成術例

2. 下顎ケロイド

下顎ケロイドの殆どが尋常性ざ瘡から発生したケロイドである．多くのケロイドが小型で，周囲にざ瘡が新生している状況で受診することが多く，まずはざ瘡の治療をしっかりと行うことが肝要である．また，男性の場合，髭がケロイドに含まれていたり，髭を剃る操作で毛囊炎を悪化させたり，本人にとって苦痛であるだけでなく，ケロイドの悪化にもつながる．したがって，男性の手術を行う際には顎三角部や頬部だけで十分であるが，脱毛を行っておくと手術操作は容易であり，術後の管理も簡素化される．

下顎部は2つの方向に張力がかかっているため，縫合法は2タイプに分けられる(図8)．両側顎下三角部と舌骨上部を結ぶように真横に広がる「横方向の下顎ケロイド」と，下顎角前方の下顎底を直交して頭尾側に広がる「縦方向の下顎ケロイド」である．それぞれ，首を上下左右に動かすことにより発生する張力の方向に伸展しており，張力方向に Z 形成を施し，張力を減衰するように手術をデザインする．下顎角前方の縦方向のケロイドは，数箇所に入れる Z 形成の1つを下顎底に合わせてデザインする．ただ下顎においては，尋常性ざ瘡から発生した小ケロイドが融合し，様々な形態を示すことが多いので，その形態に合わせて対応する臨機応変さが大切である．

下顎ケロイドの縫合で注意すべき点は，深部に顔面動脈や顔面神経が走行しているため，基本的に筋膜縫合を行わず，一般的な真皮縫合のみ行う点である．

3. 前胸部ケロイド

前胸部のケロイドを注意深く観察すると，古く

から指摘されているように「蝶形」の形態を示していることが多い．これは，蝶の大きな羽（前羽）をたどっていくと肩関節の方向を示していることが多く，前胸部のケロイドの発達に肩関節の動きが大きく関与していることを示している．このようにケロイドの臨床形態を観察することで，張力のかかり方を推察することが可能である．またこの部分のケロイドは，両肩の動きが前胸部正中に大きな張力を生むことや，男性においての胸毛が腫瘍に巻き込まれること，ざ瘡が発生しやすい部位であることから，ケロイド内や下部に囊腫などの感染源を有する場合が多い．そのような複雑形態を示す前胸部ケロイドは，感染源の除去を第一優先としたデザインを行う．

単純縫縮を考える場合，前胸部は深筋膜を最も有効に縫合できる部位である．ただ，前胸部の深筋膜は大きく移動させることはできないので，最大の縫縮幅は 2 cm 前後である．4〜5 cm 程度のケロイド切除後欠損創を縫合する場合，深筋膜を 2 cm ほど切除し，太いモノクリル吸収糸でマットレス縫合（0，2-0，3-0 PDS™）を行い，浅筋膜縫合（3-0，4-0 PDS™）で残りの数 cm を寄せてくる．したがって，欠損創と同じ幅の深筋膜を予め切除しないように注意が必要である．これ以上の欠損がある場合には皮弁術の検討が必要である．浅筋膜まで縫合した後，Z 形成のデザインを再度確認し，皮弁を挙上し真皮縫合と表皮縫合を行う．筋膜縫合をしっかり行うことで死腔はあまりなく血腫のリスクは非常に低いが，止血は十分に行い，内胸動脈穿通枝などはしっかり結紮しておく必要がある．

4．肩甲部ケロイド

尋常性ざ瘡から両側に多発することが多いのが特徴である．したがって，下顎部と同じように尋常性ざ瘡のコントロールをしっかり行ってから手術の計画を立てる必要がある．ケロイドは細長く肩関節方向に向かっていることが多いため，ケロイドを切除したそのままを単純縫縮して Z 形成をデザインすることが多い．しかし，肩関節に近い部分は全方向に張力がかかるため，円形に近い形態を示すことがあるため，その場合は伸展方向に垂直なデザインをとることも可能である．

肩甲部周囲は深筋膜の構造が複雑で縫縮も難しいため，筋膜縫合は基本的に浅筋膜のみ行う．また，多くの肩甲部ケロイドは多発しているが，ケロイドとケロイドの間隔が 1 cm 以上あいていれば，2 つの平行するケロイドを同時に手術してもその間の皮膚は壊死せずに手術することができる．これは，浅筋膜縫合を確実に行うことによって実現できるが，真皮縫合を密に入れすぎないことも重要である．

5．上腕部（上肢）ケロイド

三角筋部は深筋膜縫合を施行可能であるが，欠損幅が大きくない場合は浅筋膜縫合のみで十分であることが多い．上腕ケロイドの多くは上腕外側に発生し，基本的に浅筋膜縫合を行うが，皮神経の走行に注意が必要であるため，腹側・尺側の場合は真皮縫合のみが安全である．また同様の理由で，肘周囲とそれより遠位の上肢では筋膜縫合は行わない．

6．腹部・恥骨部ケロイド

腹部ケロイドは術創の場合が多く，十分な瘢痕組織の除去が必要である．腹部は安全に深筋膜縫合が行える部位であり，必要であれば施行する．その際，腹直筋鞘前葉を深筋膜縫合に利用するが，腹直筋鞘は切除せず，タッキングして縫合する方が好ましい．腹部は脂肪織が多く死腔ができる場合があるため，十分な止血を行い，浅筋膜縫合を幅広くしっかりと行うことが肝要である．

最後に

十数年前は形成外科医でもケロイドの手術は相当躊躇していたと感じている．しかし，ケロイド成長の「なぜ」が少しずつ解明されるにしたがって，新しい手術手技の開発・皮弁デザインの改善を行うことが出来るようになり，ケロイドは必ずしも形成外科医が恐れる病気ではなくなってきた．よりよいケロイド手術の成功のためには，ケ

ロイドの力学を理解し，ケロイドにかかる張力を
術前にイメージすることが肝要である．

参考文献

1) Akaishi, S., et al.：The relationship between keloid growth pattern and stretching tension：visual analysis using the finite element method. Ann Plast Surg. **60**(4)：445-451, 2008.

2) Huang, C., et al.：Mechanosignaling pathways in cutaneous scarring. Arch Dermatol Res. **304**(8)：589-597, 2012.

3) Ogawa, R., et al.：The relationship between skin stretching/contraction and pathologic scarring：the important role of mechanical forces in keloid generation. Wound Repair Regen. **20**(2)：149-157, 2012.

4) 赤石諭史ほか：ケロイド切除後の新しい縫合法—Fascial suture technique—. 瘢痕・ケロイド. **4**：95-99, 2010.

5) 小川　令ほか：物理的刺激と炎症の軽減に焦点を絞ったケロイド治療. 創傷. **3**(2)：82-88, 2012.

PEPARS No.173：49-54, 2021

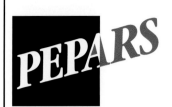

◆特集／ケロイド・肥厚性瘢痕治療 update

ケロイドに対する術後早期ステロイド併用療法
―カプランマイヤー法を用いた長期の治療成績評価―

前田　拓[*1]　林　利彦[*2]　山本有平[*3]

Key Words：再発(recurrence)，カプランマイヤー法(Kaplan-Meier method)，術後早期ステロイド併用療法(postoperative corticosteroid injections and topical steroid ointment application)，無病再発期間(recurrence-free interval)

Abstract　ケロイドの再発率は，これまである時点での評価として報告されることがほとんどであり，かつ長期的な視点からケロイドの再発について報告されることはあまりなかった．カプランマイヤー法は，ケロイド全切除および術後早期ステロイド併用療法による治療後の再発の評価として有用な方法の1つであると考えられた．今回耳介部の再発が耳介部以外の場所に比較して再発が少ないということが長期の経過観察から示されたが，特に治療後の最初の2年間に再発が起こることが多く，またそれ以降も再発が起こることが確認され，ケロイドは治療後も長期間にわたって慎重に経過観察を行う必要があると考えられた．

はじめに

　我々は，以前よりケロイド治療は患者個々に適した治療を選択するオーダーメイド治療が適切であると考え実践してきた．それゆえ，治療の選択肢が複数あることが望ましいが，個々の治療に一定のプロトコルが存在することは重要である．また，治療の効果を客観的に評価することも必須である．

　ケロイド治療は保存的治療と外科的治療に大別される(図1)が，本稿では，我々の施設でのケロイドに対するプロトコルの1つである外科的治療と術後早期ステロイド併用療法について述べる．さらに治療後の再発について，カプランマイヤー法を用いて評価した長期の治療成績について論述する．

＊1 Taku MAEDA，〒060-8648　札幌市北区北14条西5丁目　北海道大学医学部形成外科，助教
＊2 Toshihiko HAYASHI，〒078-8510　旭川市緑が丘東2条1丁目1番1号　旭川医科大学形成外科，教授
＊3 Yuhei YAMAMOTO，北海道大学医学部形成外科，教授

ケロイドの外科的治療

　ケロイドは真皮網状層で炎症が持続する線維増殖性疾患である．肉眼的には境界明瞭な隆起性病変として捉えられるが，辺縁部分では病理組織学的に境界が不明瞭なことがあるため，その境界を十分に認識する必要がある．

1．ケロイド全切除

　ケロイド切除の後に断端が陽性であった場合に術後補助療法を行ったとしても再発率が高くなる[1]との報告があり，切除の際に明らかに発赤した皮膚も含めてケロイドを全切除することを基本としている．

　特に耳輪部のケロイドに対しては，ケロイド全切除を行い，chondrocutaneous bilateral advancement flap を用いて再建することで良好な結果を得ている[2]．

2．ケロイド内切除

　ケロイド全切除を行った後に組織の緊張が強いため植皮や皮弁による創閉鎖が必要な症例において，患者の合併症や希望などの理由で，それらの再建が困難である患者に用いる．皮膚切開はケロ

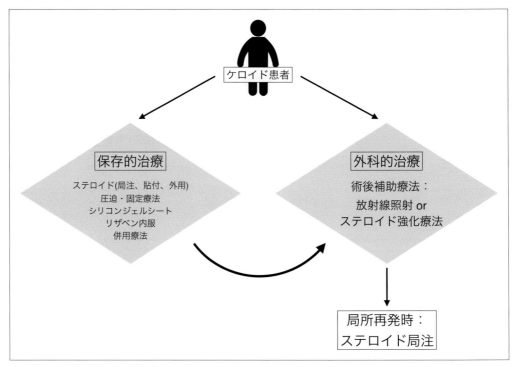

図 1. 我々のケロイド治療方針

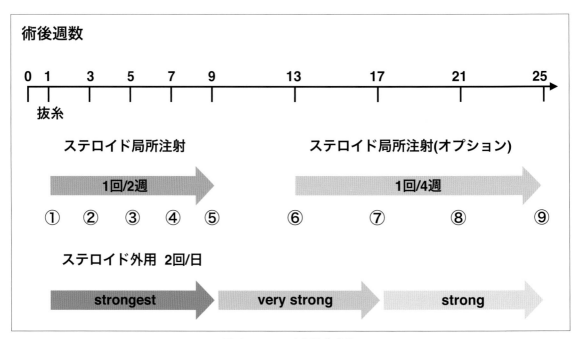

図 2. ステロイド強化療法

イド内にとどめ外側に新たな切開線による瘢痕ができないようにする. 広義ではケロイド内くり抜き切除(core excision)[3]もケロイド内切除に分類されると考える.

ステロイド強化療法(図 2)の実際

我々は, ケロイドを外科的に全切除した後, 縫合部周囲にステロイドの皮内注射とステロイドの外用を行うプロトコルを考案し報告した[4].

表 1. ケロイドの発生部位

	数	再発, n(%)
耳介ケロイド		
耳垂部	13	0(0%)
耳輪部	4	0(0%)
耳後部	2	1(50%)
耳介ケロイド以外のケロイド		
腹部	19	8(42.1%)
胸部/背部	8	5(62.5%)
肩甲部	3	3(100%)
会陰部	2	1(50%)
腋窩部	1	0(0%)

(文献 5 より引用改変)

術後補助療法としてのステロイド投与(ステロイド強化療法)に関しては,術後1週目の抜糸時から2週おきに合計5回のトリアムシノロンアセトニド(ケナコルト®)を皮内注射する.その後は症状に応じて4週おきに4回の注射を追加することもある.また,抜糸時から1日2回のステロイドクリームの外用を行う.外用するステロイド剤は8週おきに strongest(ジフロラゾン酢酸エステル;ジフラール® など),very strong(ジフルプレドナート;マイザー® など),strong(ベタメタゾン吉草酸エステル;リンデロン® V など)と力価を下げていく.

トリアムシノロンアセトニドは 40 mg(1 ml)をプロカイン 1 ml と同量に混合し 20 mg/ml の濃度にして皮内注射する.我々の原法では,縫合創の長さ 1 cm につき同溶液の 0.1 ml の創の両側に 1～2 mm の部位に皮内注射する.

術後早期ステロイド併用療法の再発の評価
―カプランマイヤー法を用いて―

これまでケロイドの再発の評価として,術後の観察期間,評価の時期,再発症状の明確な定義について一定の見解が存在しなかった.そこで我々は,標準化したプロトコルを用いて治療を行った患者を長期的に経過観察を行い,治療開始から再発までの期間を無病再発期間として評価した[5].

1.対象と方法

北海道大学病院形成外科で,2006 年 6 月から 2011 年 1 月までにケロイド全切除後に術後早期ステロイド併用療法を行ったケロイド患者 52 例を

対象とした.肥厚性瘢痕の患者は評価の対象外とした.なお,肥厚性瘢痕は元々の創を越えて広がらないが,ケロイドは創の境界を越えて外方向に広がるものと臨床上定義される[6].妊娠中または妊娠を希望する患者は除外し,また重度の腎疾患,肝疾患を合併する患者も除外した.

本研究においては,ケロイドの再発を厳格に再定義し,隆起が少しでも出現した場合に再発とした.

治療後のケロイド再発時期を,カプランマイヤー法を用いて評価した.耳介ケロイド(耳輪部,耳垂部,耳後部)と耳介ケロイド以外のケロイド(腹部,胸部/背部,肩甲部,会陰部,腋窩)の2群に分けて比較し,さらに耳介ケロイド以外のケロイドのうち症例数の多かった腹部ケロイドと胸部/背部ケロイドについても比較検討した.また累積再発率についても評価した.

2.結果

A.患者背景とケロイドの発生部位・再発率
(表 1)

年齢は 8～79 歳で,治療後の平均経過観察期間は 37.5 か月であった.52 例中,耳介ケロイドは 19 例で,内訳は耳垂部が 13 例,耳輪部が 4 例,耳後部が 2 例であった.このうち耳後部の 1 例において再発した.再発率は 17 例中 1 例であり,5.3%であった.

一方で,耳介以外のケロイドは 33 例で,内訳は腹部が 19 例,胸部/背部が 8 例,肩甲部が 3 例,外陰部が 2 例,腋窩部が 1 例であった.再発率は,腹部が 19 例中 8 例で 42.1%,胸部/背部が 8 例中

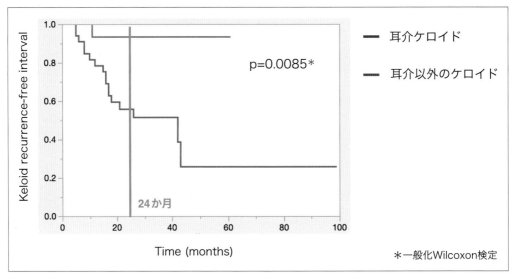

図 3. Keloid recurrence-free interval（耳介ケロイド vs 耳介以外のケロイド）
（文献 5 より引用改変）

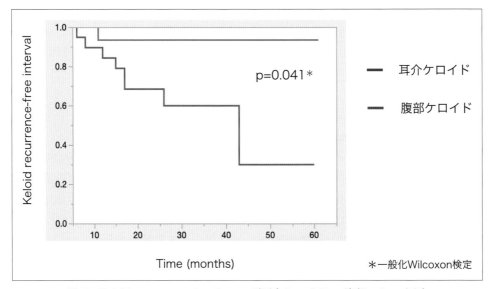

図 4. Keloid recurrence-free interval（耳介ケロイド vs 腹部のケロイド）

5 例で 62.5%，肩甲部が 3 例全てで再発し 100%
という結果であった．

B．無病再発期間

　耳介ケロイドと耳介ケロイド以外のケロイドの
比較検討では有意差を認めた（図 3）．再発の多く
は 2 年以内に起こった．

　耳介ケロイドと腹部ケロイドにおいても有意差
を認めた（図 4）．また耳介ケロイドと胸部/背部ケ
ロイドにおいても有意差を認めた（図 5）．

　一方で，腹部ケロイドと胸部/背部ケロイドで
は有意差を認めなかった（図 6）．

C．毎年の累積再発率（4 年まで）（表 2）

　治療後，1 年目から 4 年目までの累積再発率に
ついては，全ケロイドで 15.4%（1 年目），28.8%
（2 年目），30.1%（3 年目），34.6%（4 年目）であっ
た．耳介ケロイドでは，1 年目で再発し（5.3%），
それ以降は再発がなかったために 4 年目まで
5.3% であった．一方で，耳介以外のケロイドでは

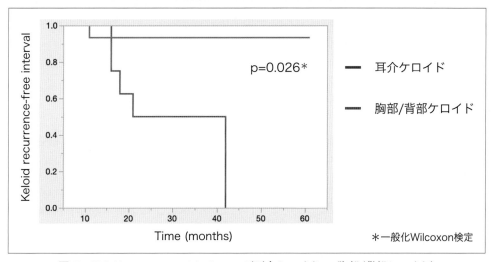

図 5. Keloid recurrence-free interval（耳介ケロイド vs 胸部/背部ケロイド）

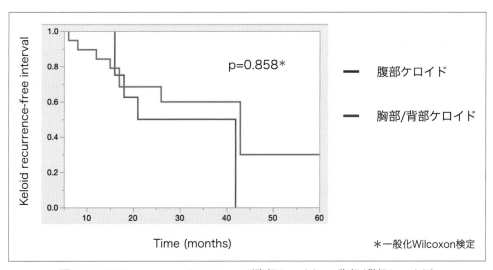

図 6. Keloid recurrence-free interval（腹部ケロイド vs 胸部/背部ケロイド）

表 2. 毎年の累積再発率

	1 年	2 年	3 年	4 年
全ケロイド	8/52（15.4％）	15/52（28.8％）	15/52（30.1％）	18/52（34.6％）
耳介ケロイド	1/19（5.3％）	1/19（5.3％）	1/19（5.3％）	1/19（5.3％）
耳介以外のケロイド	7/33（21.2％）	14/33（42.4％）	15/33（45.6％）	17/33（51.5％）

（文献 5 より引用改変）

21.2％（1 年目）, 42.4％（2 年目）, 45.6％（3 年目）, 51.5％（4 年目）であり, 再発の多くは 2 年目までに起こることがわかった.

3．考　察

　ケロイドは良性疾患ではあるが, 難治であり, 再発率も高い. しかしながら, これまでケロイドの再発の評価においては, 術後の観察期間, 評価の時期, 再発症状の明確な定義について一定の見解が存在しなかったために, 治療効果の評価が曖昧にならざるを得なかった. そこで今回, カプラ

ンマイヤー法を用いた統計学的な点からケロイドの再発を経時的に評価するという新しい試みを行った.

　ケロイド治療の目的の1つは，長期的な視点から再発のリスクをいかに減らすか，そのためにはどのような治療法が望ましいのか，ということである．いつ再発してくるのか，という点は治療後の評価として非常に重要である．ケロイドの再発については過去に複数の研究がある[7)～9)]が，いずれもがある一定期間(6～18か月)内における再発率の評価であり，いつ再発してきたかという点については述べられていない.

　今回の検討は，ケロイド全切除後に早期ステロイド併用療法を用いた方法であるが，治療後数か月で徐々に再発し，特に2年目までに再発が多いことがわかった．故にケロイド切除後に補助療法を施行しても，厳格に定義された再発(少しでも隆起が出現した場合に再発とする)という観点から評価すると，術後再発率が高い疾患であることを再認識し，慎重に経過観察することが重要であると考える．特にケロイドは良性疾患が故に，どの期間経過観察を行うかという点については明確に定義することは難しい．悪性腫瘍のように必ずしも3,4か月ごとに受診させる，ということは必要ではないが，2年前後の長期的な経過観察を行い，特に再発を少しでも疑うような場合にはすぐに受診してもらうという患者教育が重要であると考える.

結　語

　ケロイド全切除後に早期ステロイド併用療法を行うという一定のプロトコルに基づいた治療を行い，効果と再発について詳述した．治療後2年目までに再発する症例が多く，少なくとも長期的な経過観察が必要であると考える.

参考文献

1) Tan, K. J., et al.：The influence of surgical excision margins on keloid prognosis. Ann Plast Surg. **64**：55-58, 2010.
2) Maeda, T., et al.：Chondrocutaneous bilateral advancement flap with postoperative radiation therapy for a helical rim keloid. Aesthetic Plast Surg. **43**：658-662, 2019.
3) Ogawa, R., et al.：Analysis of the surgical treatments of 63 keloids on the cartilaginous part of the auricle：effectiveness of the core excision method. Plast Reconstr Surg. **135**：868-875, 2015.
4) Hayashi, T., et al.：A new uniform protocol of combined corticosteroid injections and ointment application reduces recurrence rates after surgical keloid/hypertrophic scar excision. Dermatol Surg. **38**：893-897, 2012.
5) Maeda, T., et al.：Long-term outcomes and recurrence-free interval after the treatment of keloids with a standardized protocol. J Tissue Viability. **30**(1)：128-132, 2021.
6) Mustoe, T. A., et al.：International advisory panel on scar management. International clinical recommendation on scar management. Plast Reconstr Surg. **110**：560-571, 2002.
7) Hietanen, K. E., et al.：Treatment of keloid scars with intralesional triamcinolone and 5-fluorouracil injections—a randomized controlled trial. J Plast Reconstr Aesthet Surg. **72**：4-11, 2019.
8) Ogawa, R., et al.：Analysis of surgical treatments for earlobe keloids：analysis of 174 lesions in 145 patients. Plast Reconstr Surg. **32**：818e-825e, 2013.
9) van de Kar, A. L., et al.：The results of surgical excision and adjuvant irradiation for therapy-resistant keloids：a prospective clinical outcome study. Plast Reconstr Surg. **119**：2248-2254, 2007.

PEPARS No.173：55-61, 2021

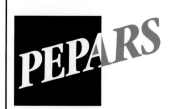

◆特集／ケロイド・肥厚性瘢痕治療 update

ケロイド・肥厚性瘢痕に対する放射線治療

山脇 聖子*

Key Words：ケロイド（keloid），放射線治療（radiotherapy），生物学的線量（biological effective dose），電子線（electron beam）

Abstract ケロイドに対する放射線治療は，術後に電子線を使用して行われる．創縁から 5〜10 mm の範囲を照射野と設定し，線量は生物学的線量を基に，15 Gy/3 分割もしくは 20 Gy/4 分割で行う．耳介は再発率が低いことから，10 Gy/2 分割もしくは 16 Gy/4 分割とやや線量を減らして行う．ケロイドに対する放射線治療に伴う発癌は現在否定されているが，甲状腺や乳腺など放射線感受性の高い浅在性臓器に対しては十分な遮蔽を行い，小児や妊婦への照射は行わない．術後は色素沈着が頻発するが年余とともに軽快することが多い．手術・放射線治療後のケロイドの再発率は 11〜33% である．術後 2 年間は経過観察を行うのが望ましい．

ケロイドに対する放射線治療は約 100 年前から行われている．当初は X 線を使用したものであったが，その後，表面 X 線となり，現在では，電子線を使用するのが一般的である．それ以外には組織内照射も報告されている．放射線治療は，線量依存性に線維芽細胞の増殖を抑制し，細胞周期を停止期状態とすることによってコラーゲン合成を減少させ，ケロイドを抑制しているとされている[1]．治療においては，手術と併用して使用されることが多く，治療後のケロイド再発率は 11〜33% と報告されている[2)〜4)]．症例によっては単独照射も行われているが，単独照射と，手術との併用療法の治療成績を比較したところ，放射線治療は手術と併用した方が，ケロイドの再発率が低いとの報告が多く[5)6)]，手術後に施行されるのが一般的である．術後の後療法としてはステロイドの局所注射や貼付剤も行われているが，放射線治療の方が，再発率が低いとされている[7)]．そのため，放射線治療は，今日，ケロイドに対する最も強力な治療法として使用されている．なお，放射線治療はケロイドに対してのみ施行される治療であり，肥厚性瘢痕に対して行われるものではない．

適 応

放射線治療は潜在的に発癌リスクを伴うため，放射線感受性が高く，皮下に存在する臓器である甲状腺や乳腺には十分な防御が必要である．また，同様の理由で小児への照射も行わない[8)]．明確な年齢による制限はないが，我々は身長の伸びなどを目安に成長がおおむね止まっていると確認ができた症例を適応としている．なお，性腺も放射線感受性は高いが，深部に存在し，電子線が到達することはないため，挙児希望女性の下腹部は適応外とは考えていない．妊娠中の放射線治療は禁忌とはされていないが，行っていない．

* Satoko YAMAWAKI, 〒543-8555 大阪市天王寺区筆ケ崎町 5-30 大阪赤十字病院形成外科，副部長

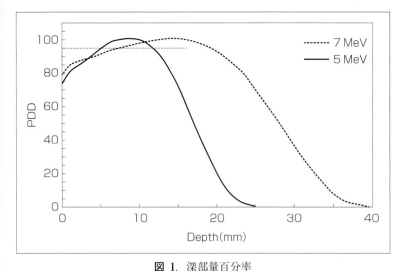

図 1. 深部量百分率
深達度は，5 MeV で 5.2～11.4 mm，7 MeV で 7.7～18.7 mm となる.
（文献 9 より許諾転載）

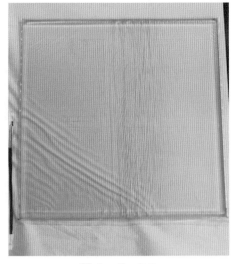

図 2. ボーラス
5 mm 厚，10 mm 厚がある.
照射焦点を真皮に調整し，表面線量の均
一化を図るために使用する.

使用機器と照射方法

1．使用機器

電子線を使用し，5～7 MeV のエネルギー出力で行われる．本方法にて照射を行う場合，深達度は，5 MeV で 5.2～11.4 mm，7 MeV で 7.7～18.7 mm となる[9]（図 1）．また，電子線は水分を含む脂肪組織に到達するとほぼ減衰する．照射時には，上記の深達度から，真皮に照射の焦点が設定されるように，5～10 mm 厚のボーラスを併用する（図 2）．

2．照射野の設定

電子線は，創を中心として，側方は 10 mm 以内で，95％以上の線量が維持される（図 3）．そのため，創から 5 mm までを照射野として設定する．創が曲がる部分では出力が分散しやすいため，10 mm と広めに設定する（図 4）．設定された照射野に合わせて鉛板をくりぬき，周囲正常組織を遮蔽する（図 5）．

そのため，手術時にすべてのケロイドが切除できなかった場合は，照射野の設定を，残存する病変の辺縁から設定している．また，手術を行うケロイドの近くに小さいケロイドがある場合は，照射野に含めることもある．照射野の設定は放射線科で行われるため，放射線科との連携が重要である．複数のケロイドを有する症例では，手術を 2 回に分けることで創部への緊張が緩和されるが，近接したケロイドでは，照射野が重なると 2 回目の照射が不十分となったり，不可能となったりすることがあるので，術前にどのケロイドを同時に切除するか検討する必要がある．

3．照射開始時期

手術との間隔は関係ないとする報告もある[2)10)]が，24 時間以内とするもの[11)]や 48 時間以内とするもの[5)12)13)]もあり，我々はできるだけ早期に開始することとしている．当施設では，手術日に照射野を設定し，鉛板を個々の患者ごとに作成する必要性から，術後 2 日目から照射を開始している．手術に際して植皮術を併用した症例では，タイオーバーを除去する術後 7 日目に照射野を設定し，術後 9 日目から照射を開始している．我々は，植皮の採皮部は側腹部を選択し，採皮部には照射は行っていない．

4．照射線量

照射線量は 15～20 Gy を 3～5 分割で行われていることが多い．線量は生物学的線量（biological

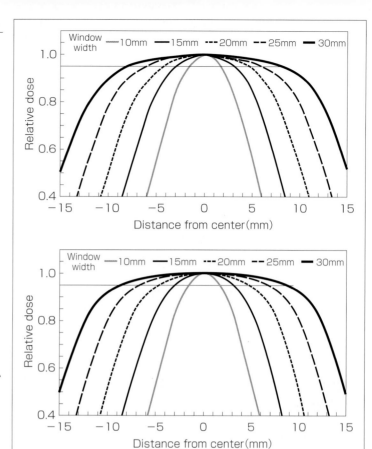

$\dfrac{a}{b}$

図 3.
側方線量プロファイル
95％以上の線量を得るには，中心
から 5～10 mm 以内となる.
　a：5 MeV
　b：7 MeV
（文献 9 より許諾転載）

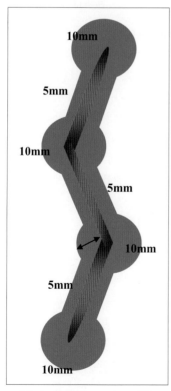

図 4. 照射野マーキング例

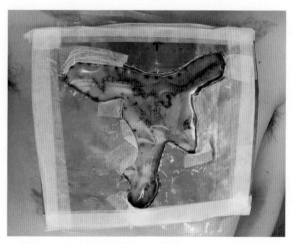

図 5. マーキングに合わせて鉛板をくりぬき，照射
　　時に周囲正常組織を遮蔽する.

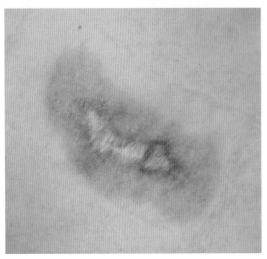

図 6. 左腰部ケロイドに対して手術と放射線治療を行い, 2 年経過後も照射野に一致して色素沈着が残存した症例

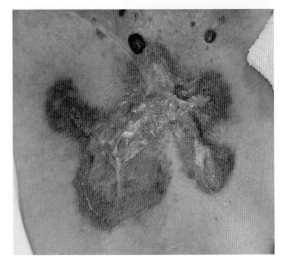

図 7. 術後 37 日目に発生した放射線性潰瘍 マイザー軟膏® 塗布にて 5 日で治癒した.

effective dose；BED）に基づいて決定されており, 以下の計算式が使用されている.

$$BED = nd[1 + d/(\alpha/\beta)]$$

n：分割回数, d：1 回線量, α/β：10

BED 30 Gy 以上で再発率が 10% 以下となるとされており[13], これは 20 Gy/4 分割あるいは, 18 Gy/3 分割に相当する[14]. ケロイドは部位によって治療成績が異なることが知られており, 耳介は再発率が低い. そのため, 10～16 Gy/2～4 分割と低めの線量で設定される. 単独照射は前述のごとく, 手術と併用するよりは再発率が高くなるため, 胸部全体に小さいケロイドが多発する症例や, 高齢者など, 適応を選び施行されており, 併用療法に比較して 24～30 Gy/4～5 回と線量増加が必要である[14]. 分割回数については 1 回照射では, 合併症が生じやすいこと[10], 分割照射の方が治療成績がよいこと[15]から, 複数回に分割するのが望ましい.

5. その他

小線源療法：手術時にアプリケーターを創内に留置し, アプリケーターを介して照射を行う. 標的臓器との距離が近く, 周囲正常組織への照射を減少しつつ, より低い線量で効果が得られるとされている. 低線量率小線源療法と高線量率小線源療法があり, 後者の方が治療期間が短く, 再発率

が低い[11]. 日本においては保険適用だが, 施行可能な施設に限りがある. 小線源療法には組織内照射, 腔内照射, モールド照射があり, ケロイドに使用されるのは組織内照射である.

合併症

1. 早期合併症

照射野に一致した色素沈着が高率に発生する. 多くは一過性だが, 年余にわたって残存する症例もある（図 6）. そのほかには色素脱失をきたしたり, 赤みが持続したりすることもある. 創部感染や創の離開も起こり得るが, 頻度は低い[6)8)14]. 稀ではあるが, 膠原病の患者は放射線感受性が高く, 高度な放射線性皮膚炎を生じることがある[16]（図 7）.

2. 晩期合併症

前述の色素沈着の遷延, 毛細血管拡張, 皮膚萎縮, 発汗と皮脂の減少などが生じ得る[14].

3. 二次発癌

ケロイドや瘢痕に対する治療として放射線治療を施行後に癌を認めたという報告はこれまで 5 件あるが, いずれも照射方法が現在と異なっていたり, 線量の記載がなかったり, 不十分な遮蔽で施行されていたり, と, 照射と発癌に強い因果関係は認められない. 甲状腺, 乳腺は厳重に防御し,

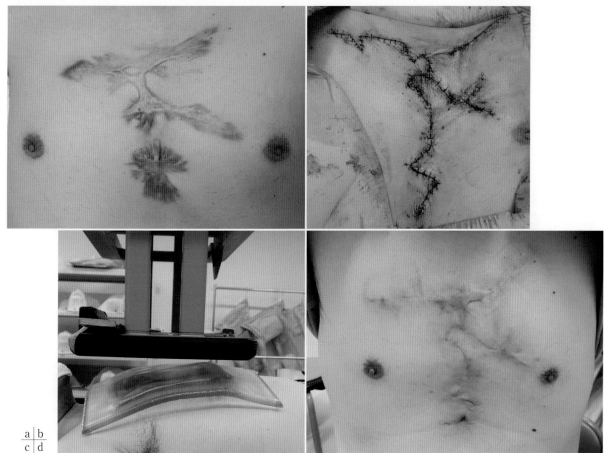

図 8. 症例 1：38 歳，男性
　a：誘因なく生じた胸部ケロイド
　b：術後
　c：鉛板，ボーラスを置き，照射を行う.
　d：術後 3 か月. 本症例のように，術後数か月は照射野に一致した色
　　素沈着を認めることが多い.

小児への照射は避けるなど，適応を厳格化するとともに，適切な遮蔽を行えば，現在一般的に行われている放射線治療に伴う発癌リスクは低いと思われる[8]．

経過観察

　術後は瘢痕治療同様にテーピングや部位によっては固定を行う. ただ，放射線照射後の患者は軽い皮膚炎を併発したり，掻痒が強かったりすることも多く，その場合は，ヘパリン類似物質（ヒルドイド軟膏®）を塗布している. リザベン®は術後 3 か月程度内服し，中断後に掻痒などの自覚症状の

再燃を認めないことを確認して終了している.
　ケロイドの再発は 2 年以内に生じるという報告もあり[12]，経過観察は，最低 2 年は行うことが望ましい.

症　例

症例 1：38 歳，男性
　誘因なく生じた胸部ケロイド. 手術にてケロイドを切除した. 術後放射線治療 20 Gy/4 fr を行った（図 8-a〜d）．

a｜b

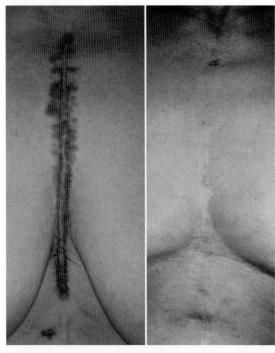

図 9.
症例 2：62 歳，女性
　a：術前
　b：術後 2 年

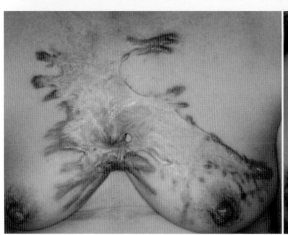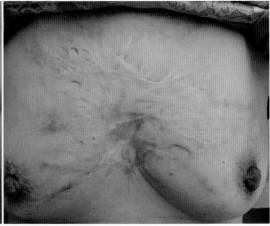

図 10．症例 3：62 歳，女性　　　　　　　　　　　　　　　a｜b
a：術前．照射野を考慮して左上胸部，左乳房部，右胸部の 3 回に分
　けて手術を行った．
b：術後 2 年．瘢痕は完全に成熟化し再発を認めない．

症例 2：62 歳，女性

　開胸術後に生じた胸部ケロイドで，強い掻痒と疼痛を伴っていた．手術ではケロイドを切除し，Z 形成術も追加して拘縮の解除も行った．術後放射線治療を行い，2 年で瘢痕はほとんど目立たない（図 9-a，b）．

症例 3：62 歳，女性

　誘因なく生じた 40 年来の胸部ケロイド．病変が大きいため，照射野を考慮して，左上胸部，左胸部，右胸部と 3 回に分けて手術を行った．胸部正中には 3 回目の手術時に植皮術を行った．白色化した部分は切除，照射ともに行っていない．術後 2 年で瘢痕は残存するものの，完全に成熟化し，再発を認めない（図 10-a，b）．

参考文献

1) Ji, J., et al.：Ionizing irradiation inhibits keloid fibroblast cell proliferation and induces premature cellular senescence. J Dermatol. **41**：1-8, 2014.

2) Kovalic, J. J., Perez, CA.：Radiation therapy following keloidectomy：A 20-year experience. Int J Radiat Oncol Biol Phys. **17**：77-80, 1989.
   Summary　照射線量や照射方法の違いによる再発率を検討している.

3) Ogawa, R., et al.：Postoperative electron-beam irradiation therapy for keloids and hypertrophic scars：retrospective study of 147 cases followed for more than 18 months. Plast Reconstr Surg. **111**：547-553, 2003.

4) Yamawaki, S., et al.：Keloids can be forced into remission with surgical excision and radiation, followed by adjuvant therapy. Ann Plast Surg. **67**：402-406, 2011.

5) Darzi, M. A., et al.：Evaluation of various methods of treating keloids and hypertrophic scars：a 10-year follow-up study. Br J Plast Surg. **45**：374-379, 1992.

6) Mankowski, P., et al.：Optimizing radiotherapy for keloids：a meta-analysis systematic review comparing recurrence rates between different radiation modalities. Ann Plast Surg. **78**：403-411, 2017.
   Summary　ケロイドに対する放射線治療のメタアナリシス.

7) Sclafani, A. P., et al.：Prevention of earlobe keloid recurrence with postoperative corticosteroid injections versus radiation therapy：a randomized, prospective study and review of the literature. Dermatol Surg. **22**：569-574, 1996.

8) Ogawa, R., et al.：Is radiation therapy for keloids acceptable? The risk of radiation-induced carcinogenesis. Plast Reconst Surg. **124**：1196-1201, 2009.
   Summary　ケロイドに対する放射線治療による発癌の報告を集約し, 治療の安全性が示されている.

9) 塩本敦子ほか：電子線によるケロイド放射線治療に関する検討. 日放線技会誌. **60**：429-436, 2004.

10) Sakamoto, T., et al.：Dose-response relationship and dose optimization in radiotherapy of postoperative keloids. Radiother Oncol. **91**：271-276, 2009.

11) Van Leeuwen, M. C. E., et al.：Surgical excision with adjuvant irradiation for treatment of keloid scars：a systematic review. Plast Reconstr Surg GO. **3**：e440, 2015.
   Summary　照射方法の違いによる再発率を示している.

12) Norris, J. E. C.：Superficial X-ray therapy in keloid management：A retrospective study of 24 cases and literature review. Plast Reconst Surg. **95**：1051-1055, 1995.

13) Kal, H. B., et al.：Dose-effect relationships for recurrence of keloid and pterygium after surgery and radiotherapy. Int J Radiat Oncol Biol Phys. **74**：245-251, 2009.
   Summary　ケロイドに対する治療では, BED 30 Gy が適切であることを示した.

14) 放射線治療計画ガイドライン 2020 年版. 日本放射線腫瘍学会. 407-411, 2020.

15) Flickinger, J. C.：A radiobiological analysis of multicenter data for postoperative keloid radiotherapy. Int J Radiat Oncol Biol Phys. **79**：1164-1170, 2011.

16) Katayama, Y., et al.：Severe acute radiodermatitis in a keloid patient with Takayasu's arteritis. Plast Reconstr Surg Glob Open. **2**：e270, 2014.

形成外科領域雑誌　ペパーズ

PEPARS

No.159
2020年増大号

外科系医師必読！
形成外科基本手技30
—外科系医師と専門医を目指す形成外科医師のために—

編集／大阪医科大学教授　上田晃一

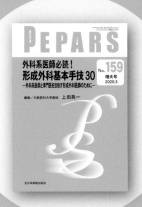

PEPARSのあの大ヒット特集が帰ってきました！
内容が**3倍**になって大幅ボリュームUP！
形成外科手技の **A to Z** を網羅した大充実の1冊です。

2020年3月発行　B5判　286頁
定価5,720円（本体5,200円＋税）

■目　次■

- 創縫合法
  —きれいな縫合創を得るために—
- ケロイド・肥厚性瘢痕の保存的治療
  とステロイド局所注射
- ケロイド・肥厚性瘢痕に対する
  外科的治療と術後放射線治療
- 顔面の局所皮弁
- 顔面の遊離植皮術
- 顔面の悪性腫瘍の切除および再建術
- 熱傷の局所療法と植皮術
- 顔面骨骨折の骨固定法
- 頭蓋骨・顔面骨の骨延長術
- 自家骨移植の採取法と移植法
- 軟骨の採取法と移植術
- 人工骨を用いた頭蓋顔面の再建

- 組織拡張器を用いた皮膚再建術
- 難治性創傷に対する陰圧閉鎖療法
- 褥瘡の保存的治療と外科的治療
  —チーム医療と近年の保存的治療の
  トピックを交えて—
- 重症下肢虚血における足部切断術
- 眼瞼手術の局所麻酔のコツ
- 顔面への脂肪注入法
- 顔面への真皮脂肪移植
- 植毛術
- 初心者のためのマイクロサージャリー
- 末梢神経縫合，自家神経移植，神経移
  行術，神経再生誘導術の基礎と現状
- リンパ管静脈吻合
- 前腕皮弁

- 肩甲皮弁・肩甲骨皮弁
- 広背筋皮弁
- 腹直筋皮弁・下腹壁動脈穿通枝皮弁
- 鼠径皮弁とSCIP皮弁
- 前外側大腿皮弁
- 腓骨弁・腓骨皮弁

さらに詳しい情報と
各論文のキーポイントは
こちら！

 全日本病院出版会

〒113-0033　東京都文京区本郷 3-16-4　Tel：03-5689-5989
www.zenniti.com　　　　　　　　　　　　Fax：03-5689-8030

PEPARS No.173：63-71, 2021

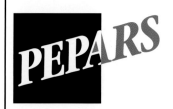

◆特集／ケロイド・肥厚性瘢痕治療 update

肥厚性瘢痕・ケロイドに対するレーザー治療
—LLLT，パルス色素レーザー，パルス Nd:YAG レーザーの実際—

大城貴史[*1]　佐々木克己[*2]　大城俊夫[*3]

Key Words：肥厚性瘢痕(hypertrophic scars)，ケロイド(keloids)，低反応レベルレーザー治療(Low reactive level laser therapy：LLLT)，パルス色素レーザー(pulsed dye laser)，パルス Nd:YAG レーザー(pulsed Nd:YAG laser)

Abstract　レーザー治療には高反応レベルレーザー治療(High reactive level laser treatment；HLLT)と低反応レベルレーザー治療(Low reactive level laser therapy；LLLT)がある．瘢痕の場合，色調，性状，形状などを考慮した上で，レーザー治療機器を使い分ける．炎症が病変の主体にある場合にはLLLT を行った後に治療計画を立てていく．またケロイドの場合，自覚症状の改善のために LLLT を行い，その後さらなる軟化および扁平化を目標とした自家同時性 LLLT による治療を行う．肥厚性瘢痕やケロイドに関する知見とレーザー光の生体特性を十分に理解し，集学的な治療計画を立てることが重要である．

はじめに

　瘢痕やケロイドは，単なる整容的問題だけでなく心理的問題を伴うことが少なくない．形成外科的手術で多くの瘢痕を目立たなくすることができるが，その手術痕を気にする患者も多い．レーザーによる瘢痕，ケロイドの治療は，形成外科手術の後療法として，また非侵襲的治療の1つとして行われており，複数のレーザーを用いた複合レーザー治療も報告されてきている．

　本稿では，肥厚性瘢痕やケロイドの治療に使用するレーザー機器に着目して，炎症を取り除くための LLLT，色調や形態の改善に用いられる波長595 nm ロングパルス色素レーザー，1064 nm ロングパルス Nd:YAG レーザーについて機器の特徴や手技について概説する．

生体反応とレーザー治療の分類[1]（図 1）

　レーザー治療は，レーザー光によって引き起こされる生体反応を利用したものである．レーザー光は生体に照射されると照射点から同心円状に周辺部および深部へと拡散する．照射点における光密度が一番高く，照射点から距離が離れるに従い光密度は低くなる．そのため引き続き起こる生体反応は照射点より「炭化層(carbonization)」，「蒸化層(vaporization)」，「血液凝固層(blood coagulation)」，「蛋白崩壊層(protein breaking)」，「蛋白変性層(protein denaturation)」そして「活性化層(activation)」というように次第に弱まることになる．ここで「活性化層」は，細胞や組織を破壊しな

＊1 Takafumi OHSHIRO，〒160-0016　東京都新宿区信濃町 34 JR ビル 2F　大城クリニック，院長
＊2 Katsumi SASAKI，同，副院長
＊3 Toshio OHSHIRO，同，理事長

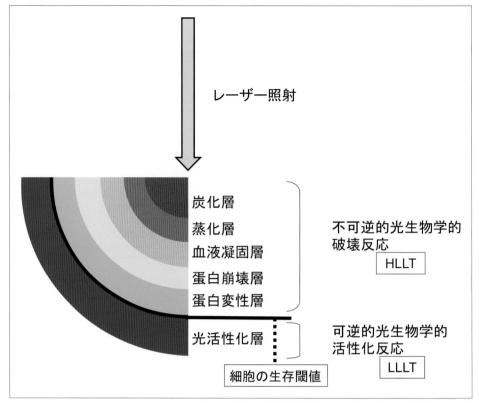

レーザー照射

炭化層
蒸化層
血液凝固層
蛋白崩壊層
蛋白変性層

不可逆的光生物学的
破壊反応

HLLT

光活性化層

可逆的光生物学的
活性化反応

LLLT

細胞の生存閾値

図 1. レーザーによる生体反応とレーザー治療の分類

い反応であり，それより内側の「蛋白変性層」は細胞や組織を変性させ得る破壊的な反応である．大城はこの反応の中で生体を破壊する反応を利用した治療を高反応レベルレーザー治療(High reactive level laser treatment；HLLT)と，また生体の活性化を利用した治療を低反応レベルレーザー治療(Low reactive level laser therapy；LLLT)と分類している．

　レーザー光は，光の発振波長によって生体反応が異なり，また同じ波長であっても出力や照射方法によって生体反応は異なる．したがって，同一の波長でも生体反応の程度により HLLT としてまた LLLT として治療を行うことができる．また中心部では HLLT の効果を出しながら，周辺部では LLLT の効果を出すという，HLLT と LLLT を同時に使用した治療(自家同時性 LLLT(auto-simultaneous LLLT)と呼ぶ)も可能である．

　瘢痕やケロイドに対するレーザー治療は，

HLLT だけでなく LLLT も組み合わせた治療である．

瘢痕やケロイドに対する
レーザー治療の治療指針と禁忌

1．瘢痕に対するレーザー治療指針[2]

　形成外科的手術手技により治療可能な瘢痕に対しては，瘢痕形成術を行った上で切除後の線状瘢痕をどのように目立たなくするかを考慮する．瘢痕形成術が施行できない面状瘢痕や瘢痕形成術を患者が希望しない瘢痕に対しては，各瘢痕の状態に応じて各種レーザー治療を行う．受傷からの期間，瘢痕の状態により使用するレーザーを選択する(図 2)．創傷治癒の時期に応じて，① 瘢痕内に残存する炎症を軽減させ(主として LLLT を用いる)，② 続いて毛細血管拡張や色素沈着などの色調改善の治療を行い(毛細血管拡張に対してはロングパルス色素レーザー，ロングパルス Nd:

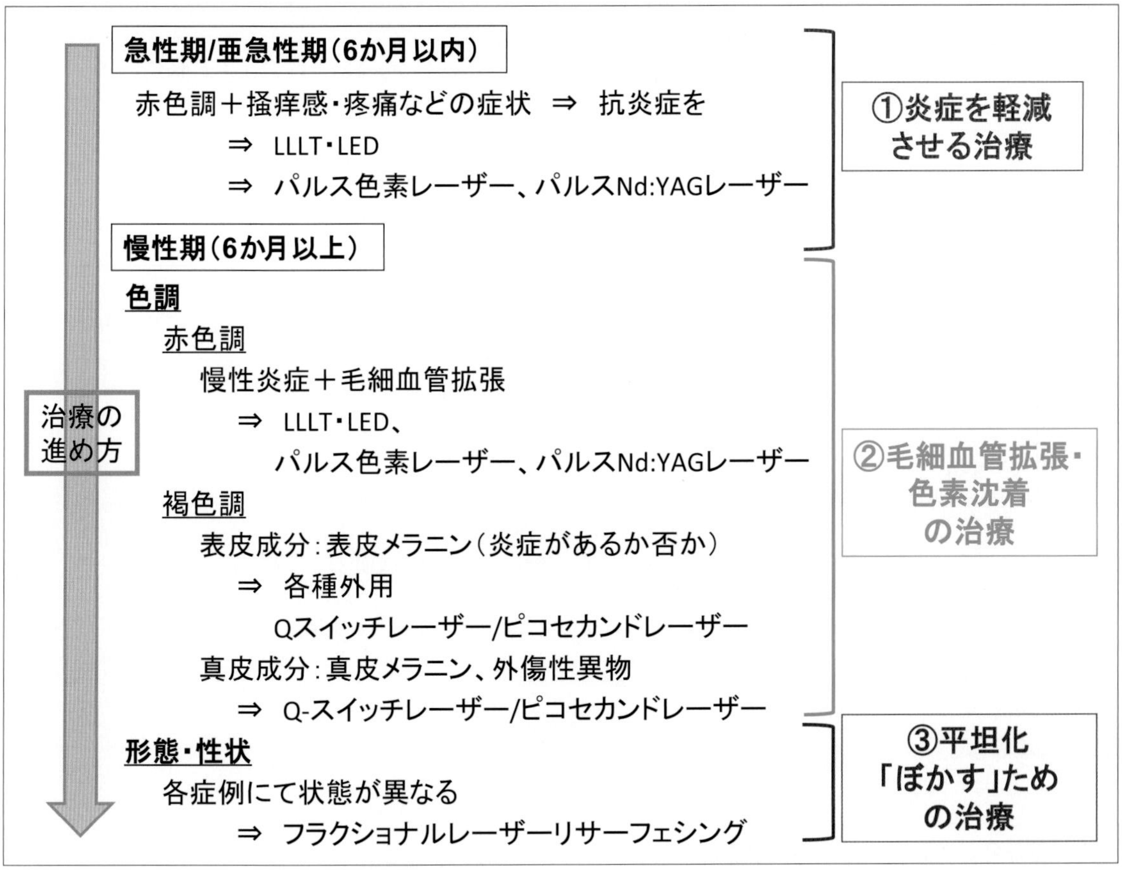

図 2. 瘢痕に対するレーザー治療指針

YAG レーザーを，色素沈着に対しては各種 Q スイッチレーザー，ピコ秒レーザーを用いる），③最終的に凹凸などを平坦化する治療（主としてフラクショナルレーザーを用いる）で目立たなくなるよう仕上げを行う．

2．ケロイドのレーザー治療指針

発赤，掻痒感，疼痛などの症状を伴っているケロイドについては，LLLT にて炎症の鎮静化を行い，自覚症状の軽減を図る．その後，発赤の改善，ケロイドの軟化，扁平化のために自家同時性LLLT（主としてロングパルス色素レーザー，ロングパルス Nd:YAG レーザーを用いる）を行う．

3．禁　忌

レーザー治療の禁忌事項は，使用するレーザーの種類により異なる．一般的な禁忌事項としては，何らかの組織損傷を伴うレーザー治療（先の分類の HLLT）では，① 患部に皮膚疾患を合併している場合（特にヘルペスウイルス感染），② 妊婦，③ 光線過敏の既往などが挙げられる．組織の活性化を図るレーザー治療（先の分類の LLLT）では，① 悪性腫瘍の罹患，② ペースメーカーの使用などが挙げられる[3]．

肥厚性瘢痕やケロイドに対するレーザー治療の実際

瘢痕やケロイドに対してのレーザー治療では，実際の患部の状態に応じて治療機器の選択をする．ここでは肥厚性瘢痕やケロイドといった炎症を伴った瘢痕に対する治療としてのLLLT，ロングパルス色素レーザー，ロングパルス Nd:YAGレーザーについて理論と適応，治療の実際について述べる．

LLLT: Low reactive Level Laser Therapy
(Photobiomodulation, Photobiostimulationなどと呼ばれることもある)
レーザー光による熱によらない弱い生体物理刺激を利用

※630 nm の適応：創傷治癒促進、血行促進・血管新生など
※830 nm の適応：創傷治癒促進、抗炎症、疼痛緩和など

Wavelength (nm)	Mast	Neutrophil	Macrophage	Fibroblast	Fibro-Myo	Keratinocyte
630〜670	++	+	++	+++	+	+++
830	+++	+++	+++	+	+++	+++

図 3. LLLT や LED による各種細胞に対する作用
LLLT や LED では波長により各種細胞に対する作用が異なるため目的
に応じて適切な波長を選択する.
一般的に創傷治癒促進には 630 nm や 830 nm が使用され, 抗炎症のた
めには 830 nm が使用される.

1. 低反応レベルレーザー治療(LLLT)

A. 理論と適応

LLLT は低出力のレーザー光により細胞・組織内代謝を変化させ, その後の生体の反応を利用した治療である[4]. レーザーとしては, 高い組織深達度を持つ可視光の赤色の He-Ne レーザー(630 nm)や近赤外レーザーの半導体レーザー(830 nm, 910 nm など), Nd:YAG レーザー(1064 nm)などが用いられている. またレーザーに波長特性が類似した高輝度の発光ダイオード(LED)も開発されており, 415 nm, 630 nm, 830 nm の波長も利用でき, LLLT に類似した効果が得られる(図3).

LLLT の細胞レベルの作用機序としては, 細胞に照射された可視光や赤外光の生物学的光連鎖反応にて説明されており, ミトコンドリア内の呼吸鎖における cytochrome c oxydase を介したシグナル伝達系の制御によって生じる細胞分化に伴うものであると考えられている[5]. LLLT の組織レベルでの作用としては, 知覚神経伝導抑制作用, 交感神経抑制作用, 血管拡張作用, 抗炎症作用, 創傷治癒促進作用, 下行性抑制系賦活作用, 免疫賦活作用, 筋緊張緩和作用などが認められている. 瘢痕やケロイドに対する LLLT は, 疼痛緩和作用, 抗炎症作用, 創傷治癒促進作用を利用したものである.

瘢痕に対しての LLLT の適応は, 急性期の炎症を伴った赤色の掻痒感や疼痛などの症状がある瘢痕, 皮下組織や筋膜組織までの癒着を認める瘢痕, 慢性期の炎症を伴った赤色瘢痕, そしてケロイドなどである. 創傷治癒促進作用および抗炎症作用という点において, 通常 630 nm ないし 830 nm の波長が用いられることが多い. 我々は高い組織深達性を有し, 消炎鎮痛効果を兼ね備えているという点で 830 nm の半導体レーザー(830 nm, 60 mW, CW mode)を使用している[6].

B. 手 技

通常 LLLT による治療は患部に対し1回3〜5分の照射を行う. 1週間に2回の頻度で行うと, 10回前後の治療で掻痒感や疼痛の症状は改善してくる. 症状が改善した時点で治療間隔を1週間として治療を継続し, 赤色の改善, 瘢痕の軟化・平坦化を図る[7].

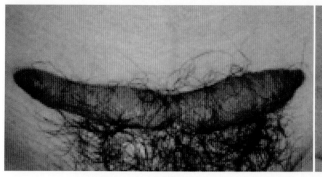
a．治療前

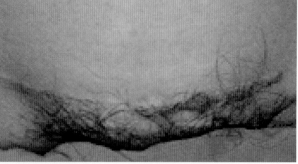
b．治療後

図 4．症例 1：下腹部ケロイド

C．症例提示

症例 1：下腹部ケロイド（図 4）

46 歳，女性．子宮筋腫摘出術による横切開後の下腹部ケロイド．初診時，患部には極度の掻痒感，側圧痛，灼熱感を伴っていた．ステロイド外用，スポンジによる圧迫療法のほかに，週 1 回の半導体レーザー（830 nm，60 mW，CW，10 min）による LLLT を開始した．7 回施行時点にて掻痒感，疼痛の著明な軽減を認め，肥厚した瘢痕ケロイドは徐々に軟化してきた．計 43 回の LLLT を施行，術後 2 年にて再発は認めない．

2．ロングパルス色素レーザー

A．理論と適応

元来パルス色素レーザー（Pulsed dye laser；PDL）は，皮膚の微小血管の拡張病変を選択的に破壊する目的で開発されたレーザーである．当初は酸化ヘモグロビンへの吸収ピークを示す 580 nm 前後の波長と 0.45 ms 前後の照射時間を持つパルスレーザーが開発されたが，580 nm 前後の波長帯の PDL では組織深達度に限界があり，血管径がより小口径，大口径のもの，深在性のものに対しては治療抵抗性であった．そのため組織深達性を増加させ，口径の大きな血管に対して治療可能とするために，波長をより長く，パルス幅をより長くしたロングパルス色素レーザー（Long pulsed dye laser；LPDL）が開発された．LPDL の代表的機種は Vbeam®（Syneron-Candela 社製，米国），Vbeam Perfecta®（Syneron-Candela 社製，米国），Cynergy®（Cynosure 社製，米国）などである．

現在本邦で広く使用されているパルス色素レーザーは LPDL であり，Vbeam® や Vbeam Perfecta® が普及している．本機器は発振波長が 595 nm，パルス幅が 0.45〜40 ms と可変となっており，DCD（Dynamic Cooling Device®）皮膚冷却装置を装備しており，より高出力また照射時間を長く設定した条件での照射が可能である．照射径は 5，7，10，3×10 mm などが選択できる．瘢痕治療では，面状痕に対しては 5，7 mm の照射径を，また線状痕に対しては 3×10 mm の照射スポットを用いるとよい．

LPDL による瘢痕治療は，瘢痕内の毛細血管の選択的破壊により組織内を低酸素状態にし，周囲のコラーゲンの代謝率に変化を与えることに引き続く生体反応であると考えられている[8)9)]．

瘢痕治療における LPDL の適応は，急性期および慢性期の炎症を伴った赤色調の瘢痕，ケロイドとなる．

B．手　技

瘢痕に対して PDL 照射を行うと，血管病変の治療時と同様に，一旦紫斑を形成し，1〜2 週間で紫斑が消失するとともに瘢痕が一時的に硬化し，その後徐々に軟化してくる．PDL の複数回照射によって瘢痕は徐々に扁平化し，白色化してくる．しかし紫斑形成を強く起こさせると瘢痕内の毛細血管の過度な破壊が起こり，瘢痕が硬化することが多い．そのため，PDL 照射の場合には照射出力密度を下げ，紫斑形成が起こるか起こらないかの

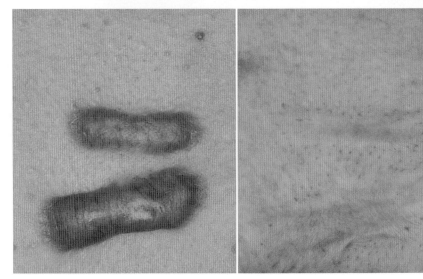

| a．治療前 | b．治療後 |

図 5．症例 2：前胸部ケロイド

条件で照射した方が瘢痕組織の減量，発赤の改善を図りやすい．

　一方，LPDL では，レーザーの照射時間を 0.45〜40 ms まで変化させることが可能であり，治療におけるパラメータ設定の自由度が大きい．我々の経験では，照射時間を短く（10〜20 ms）すると，PDL と同様に瘢痕やケロイド内の毛細血管の選択的破壊を通じて，組織の減量や発赤の改善を得ることができる．特に発赤が強く瘢痕組織量が多い隆起した病変に対してこのような照射条件を用いる．逆に照射時間をより長く（30〜40 ms）していくと，毛細血管の非選択的破壊に引き続いて起こる LLLT 効果（自家同時性 LLLT と呼んでいる）により，発赤や掻痒感などの症状の改善および赤色瘢痕の軟化を起こしやすい．いずれの照射時間でも，紫斑を起こすか起こさないかに抑えた照射出力密度に設定した方がよい[10]．

　我々は LPDL を用いる場合，隆起性（肥厚性），陥凹性病変に拘わらず，赤色調の瘢痕に対してまずは発赤の改善と病変の縮小効果を図るため，選択的毛細血管破壊の目的で 10〜20 ms にて照射を行っている．肥厚性瘢痕やケロイドの軟化や扁平化を目的にした場合には，選択的毛細血管破壊およびそれ以外の光活性化反応による効果（自家同時性 LLLT）を期待し照射時間を 30〜40 ms に設

定している．それぞれの照射出力密度は症例に応じて設定している．選択的毛細血管破壊を目的とした場合 4 週間間隔で，また非選択的治療を目的とした場合には 2〜4 週間間隔で照射を行い，症状の改善度に応じて治療を終了する．

C．症例提示
症例 2：前胸部ケロイド（図 5）
　20 歳，女性．前胸部のざ瘡瘢痕より生じたケロイド．掻痒感，疼痛などの自覚症状が強かったため，ケロイド内ステロイド注射と共に半導体レーザー（830 nm，60 mW，CW，10 min）による LLLT を週 1 回で開始した．LLLT 5 回施行にて患部は平坦化したものの，毛細血管の拡張を認めていたため，PDL 照射（585 nm，0.45 ms，4.5 J/cm^2，7 mmϕ）を施行した．その後 LLLT 14 回，PDL 照射 2 回施行し，5 か月間で炎症所見の沈静化，扁平化および自覚症状の軽減（VAS 10→1）を認めた．掻痒感や疼痛が再燃することもあり，自覚症状が強くなった際には LLLT にて症状をコントロールしている．

症例 3：右下肢肥厚性瘢痕（図 6）
　19 歳，女性．化学熱傷後の肥厚性瘢痕．瘢痕が関節部にかかり掻痒感が強かったため，2 週間に 1 回の割合で半導体レーザー（830 nm，60 mW，CW，10 min）による LLLT を開始した．LLLT を

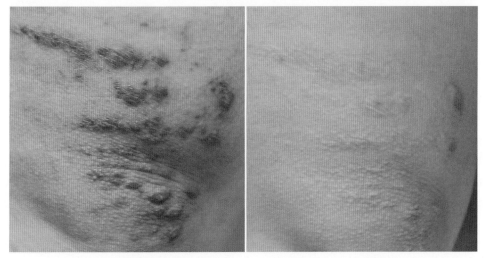

a．治療前   b．治療後

図 6．症例 3：右下肢肥厚性瘢痕

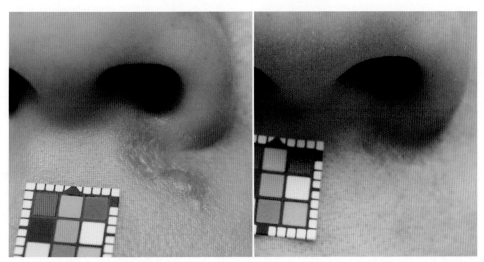

a．治療前   b．治療後

図 7．症例 4：上口唇肥厚性瘢痕

7 回施行後には自覚症状の軽減（VAS 10→4）が得
られた．その後半導体レーザーによる LLLT を継
続しながら，1～2 か月に 1 回 LPDL（595 nm, 12～
14 J/cm²，10～20 ms，7 mmφ）による治療を併用
して行った．LLLT 21 回，LPDL 7 回施行後 3 か
月の状態である．瘢痕は色調も改善，平坦化し，
自覚症状も消失している．

　症例 4：上口唇肥厚性瘢痕（図 7）

　25 歳，女性．上口唇部の肥厚性赤色瘢痕．転倒
し顔面挫創を受傷し，若干の組織欠損があったが

保存的に加療して創閉鎖させたところ，徐々に瘢
痕部が肥厚してきたとのことだった．上口唇瘢痕
の肥厚のため，化粧ののりが悪く，隠せないとの
ことで来院された．肥厚性の赤色瘢痕に対して，
縮小目的で LPDL（595 nm，12 J/cm²，10 ms，φ7
mm）にて 4 週間毎に 4 回照射した．その後瘢痕の
軟化の目的で LPDL（595 nm，8～12 J/cm²，40
ms，φ7 mm）にて 2～3 週間毎に 4 回治療を行っ
た．最終治療後 3 か月の状態では，瘢痕の部位が
同定できない程度にまで改善している．

3．ロングパルス Nd:YAG レーザー

A．理論と適応

発振波長が 1064 nm である Nd:YAG レーザーは組織深達性が優れているものの，皮膚内の特定の標的に対しての吸収が高くない．そのため一般的には水に吸収される波長として組織の熱凝固に用いられることが多い．また血管病変への治療としては hemoglobin や oxyhemoglobin に対しての吸収率が低いが，hemoglobin が熱せられる際に産生される methemoglobin に注目すると 1064 nm という波長はパルス色素レーザー（595 nm）の 3～5 倍の吸収率を示す．波長の組織選択性の低さのため径の細い血管の選択的破壊には不適であるが，ロングパルス Nd:YAG レーザー（Long pulsed Nd:YAG laser；LPYAG）として血管径の太い 0.6 mm 以上の毛細血管拡張症や下肢静脈瘤の治療などに利用されている．また，LPYAG はメラニンの吸収が若干あることから，医療脱毛用レーザーとしても利用されている．

LPYAG による瘢痕治療は，瘢痕内の毛細血管の選択的破壊に引き続く生体反応を利用した PDL と異なり，レーザーによる非選択的熱影響により惹起される血管透過性亢進や MMP 産生，コラーゲンの代謝率の変化が主であると考えられている[11]．我々はこの反応はパルス Nd:YAG レーザー照射後の自家同時性 LLLT であると考えている．

瘢痕治療における LPYAG の適応は，急性期および慢性期の炎症を伴った赤色調の瘢痕およびケロイドとなる．

B．手　技

肥厚性瘢痕やケロイドに対して LPYAG 照射を行う場合，いくつかの照射条件が報告されている[11]～[13]．使用するレーザー機器により照射条件が異なるので注意が必要であるが，大別すると ① レーザーの照射時間を短く（0.25～0.3 ms 程度）した照射条件で連続照射し，照射部の表面温度を上昇させる方法（ここでは LPYAG 連続照射と呼ぶ）と ② 照射時間を比較的長く 30～50 ms 程度とし 1 回照射する方法（ここでは LPYAG 単回照射と呼ぶ）がある．

LPYAG 連続照射では 1 週間毎の照射を 10 回前後行うと発赤の改善や掻痒感などの自覚症状の改善が得られ，その後治療回数が多くなるに従い徐々に瘢痕やケロイドの軟化，扁平化といった形態の改善が得られる．また LPYAG 単回照射では，1 回毎に瘢痕組織が減量され，瘢痕やケロイドの軟化や扁平化は得られるが，発赤や掻痒感，疼痛の自覚症状の改善は得られにくい．

肥厚性瘢痕やケロイドに LPYAG を用いる場合，まず自覚症状の有無を確認し，照射条件の設定を考慮した方がよい．我々は LPYAG 連続照射（1 週間毎）で発赤や掻痒感，疼痛などの自覚症状の改善を図り，その後に LPYAG 単回照射（3～4 週間毎）にて瘢痕の軟化や平坦化を図ることが多い．症状の改善度に応じて治療は終了する．

C．症例提示

症例 5：腹部ケロイド（図 8）

67 歳，男性．腹部手術創が徐々にケロイド化し，疼痛，掻痒感の自覚症状が強くなっているとのことで来院された．既に他院にてステロイド注射，ステロイド貼付などはされていたが改善しなかった．自覚症状の改善目的にて LPYAG 連続照射（1064 nm，4 J/cm², 0.3 ms，φ8 mm，10 Hz）を週 1 回行った．13 回照射後には疼痛や掻痒感は改善（VAS 10→2）となったため，その後は 3～4 週毎に LPYAG 単回照射（1064 nm，70 J/cm², 30 ms，φ7 mm）を 3 回行い，ケロイドの軟化および平坦化が得られた．当初の自覚症状の改善という目的は達成されたため，治療終了とした．

まとめ

肥厚性瘢痕，ケロイド対するレーザー治療について，LLLT，ロングパルス色素レーザー，ロングパルス Nd:YAG レーザーの機器特性，適応，手技について概説した．

肥厚性瘢痕，ケロイドに対しては，手術療法および保存的治療を含めた集学的治療が必要であ

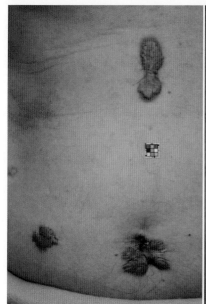 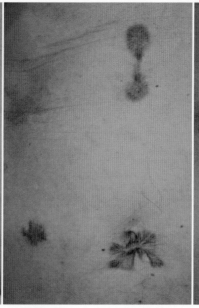 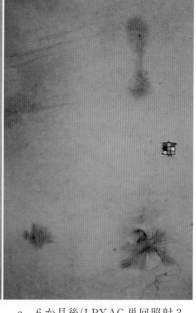

a．治療前　　　　　　　b．3か月後（LPYAG連続照射13　　　c．6か月後（LPYAG単回照射3
　　　　　　　　　　　　　　回後）　　　　　　　　　　　　　　回後）

図 8. 症例5：腹部ケロイド

り，レーザーも1つの治療手技である．肥厚性瘢痕やケロイドの病状（症状や形態）を把握した上で，適切な治療プランニングを立てることが重要であろう．

参考文献

1) 大城俊夫：レーザーと生体反応．皮膚科・形成外科のためのレーザー治療．渥美和彦ほか編．45-46，メジカルビュー，2000.

2) Ohshiro, T., et al.：Laser scar management technique. Laser Ther. **22**(4)：255-260, 2013.

3) 大城俊夫：皮膚科・形成外科のためのレーザー治療．渥美和彦ほか編．64-65，メジカルビュー，2000.

4) Ohshiro, T., Calderhead, R. G.：Low level laser therapy：a practical introduction. John Wiley & Sons, Chichester, London, 1988.

5) Karu, T.：Primary and secondary mechanisms of action of visible to near-IR radiation of cells. J Photochem Photobiol B. **49**：1-17, 1999.

6) Fujii, S., et al.：Low reactive level laser therapy (LLLT)for the treatment of hypertrophic scars and keloids. A re-introduction. Laser Ther. **17**：35-43, 2008.

7) 大城貴史ほか：【実践 非手術的美容医療】瘢痕・ケロイドに対するレーザー治療の実際(HLLTとLLLT). PEPARS. **27**：102-111, 2009.

8) Manuskatti, W., et al.：Effect of pulse width of a 595-nm flashlamp-pumped pulsed dye laser on the treatment response of keloidal and hypertrophic sternotomy scars. Dermatol Surg. **33**(2)：152-161, 2007.

9) Kuo, Y. R., et al.：Flashlamp pulsed-dye laser suppressed TGF-β1 expression and proliferation in cultured keloid fibroblast in mediated by MARK pathway. Lasers Surg Med. **39**：358-364, 2007.

10) 大城貴史ほか：【キズアトをいかにきれいにするか—scarless wound healingのために—】ロングパルス色素レーザーによる瘢痕治療の実際. PEPARS. **35**：38-45, 2009.

11) Akaishi, S., et al.：Nd：YAG laser treatment of keloids and hypertrophic scars. Eplasty. **12**：e1, 2012.

12) Koike, S., et al.：Nd：YAG laser treatment for keloids and hypertrophic scars：an analysis of 102 cases. Plast Reconstr Surg Glob Open. **2**(12)：e272, 2014.

13) Patel, P. M., et al.：Treatment of pain in keloids using only a long-pulsed 1064 nm Nd：YAG laser. Lasers Surg Med. **53**(1)：66-69, 2021.

足爪治療
マスターBOOK

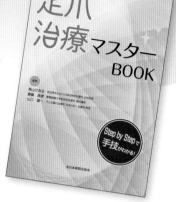

	高山かおる	埼玉県済生会川口総合病院皮膚科 主任部長
編集	齋藤　昌孝	慶應義塾大学医学部皮膚科 専任講師
	山口　健一	爪と皮膚の診療所 形成外科・皮膚科 院長

2020 年 12 月発行　B5 判　オールカラー
232 頁　定価 6,600 円（本体 6,000 円＋税）

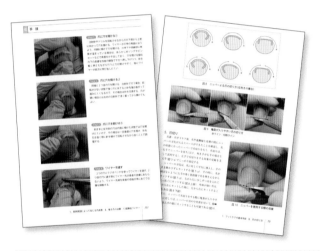

足爪の解剖から**診方、手技、治療に使用する器具**までを徹底的に解説！

種類の多い巻き爪・陥入爪治療の手技は、**巻き爪：8 手技、陥入爪：7 手技を Step by Step のコマ送り形式**で詳細に解説しました。

3 名の編者が語り尽くした足爪座談会と、「**肥厚爪の削り方**」の手技の解説動画も収録！

初学者・熟練者間わず、医師、看護師、介護職、セラピスト、ネイリストなど、フットケアにかかわるすべての方に役立つ 1 冊です！

全日本病院出版会　〒113-0033 東京都文京区本郷 3-16-4　Tel:03-5689-5989
www.zenniti.com　Fax:03-5689-8030

PEPARS No.173 : 73-78, 2021

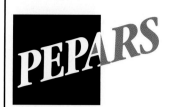

◆特集／ケロイド・肥厚性瘢痕治療 update

全切除後単純縫縮不能な 巨大ケロイドに対する外科的治療戦略

上原 幸*

Key Words：巨大ケロイド(large keloid)，皮膚移植(skin graft)，皮弁移植(skin flap transfer)，分割切除法(serial excision)，部分切除(partial excision)

Abstract　ケロイドに対する外科的治療を行う際は，それのみでは再発率が高いため術後電子線照射や術後ステロイド早期局所投与などの術後補助療法を併用することが望ましい．その際，病変は可能な限り全切除することが好ましいが，病変が広範囲に及ぶ症例も少なくない．その際に全切除後単純縫縮ができずに治療に難渋することがある．当科では，これらの巨大ケロイドに対して外科的治療を行う際は，全切除＋植皮再建，全切除＋皮弁再建，分割切除法，部分切除法などの選択肢から，病変の状態，患者の希望などを考慮して，治療方法を決めている．部分切除の際は，病変の瘢痕が成熟化している部分は切除せず，活動性の高い部位のみを選択的に部分切除し，その後術後電子線照射などの後療法を行っている．これらの巨大ケロイドに対する外科的治療戦略について解説する．

はじめに

　ケロイドの治療は，保存的治療が第一選択であるが，病変が大きくなると保存的治療のみでは治療抵抗性があり改善が困難である．そのため治療の選択肢に切除術が挙げられ，これに放射線療法や術後早期ステロイド局所投与などの術後補助療法を併用して治療にあたることが多い．ケロイド病変が巨大化する要因として，その部位にかかる張力が影響していると考えられている[1]．ケロイド好発部位である胸部正中，下腹部(恥骨部)，肩・肩甲周囲は，張力が加わりやすいため，ケロイドが巨大化しやすい[2]．そのため，外科的に切除する際には，皮下組織も含めて瘢痕組織を十分

に取り除く．その後縫合部皮膚にかかる直接的な張力を減らす目的で，深筋膜・浅筋膜レベルで創縁を引き寄せるために 3-0 など大きめの糸針で両側創縁の組織を縫合する．さらに，Z 形成など加えて複数方向へ張力を散らすデザインの皮弁作成をすることでさらに張力を低下させる．これらケロイド切除の際は，前述の通り病変を皮下組織も含めて全切除することが理想的である[3]．しかし，病変が極めて巨大で，全切除した際に，創閉鎖をするための組織量が圧倒的に足りない場合は，無理に創縁を寄せて閉創しても張力が強くなるだけでケロイドが再発しやすくなる．そのため単純縫縮できない大きさの巨大ケロイドに対しては切除後に皮弁作成などを行い創部にかかる緊張を減じる必要がある．以上の注意点より当科で行った巨大ケロイドに対する外科的治療戦略について述べる．

* Miyuki UEHARA，〒879-5593　由布市挟間町医大ヶ丘1丁目1番地　大分大学医学部附属病院形成外科，診療講師

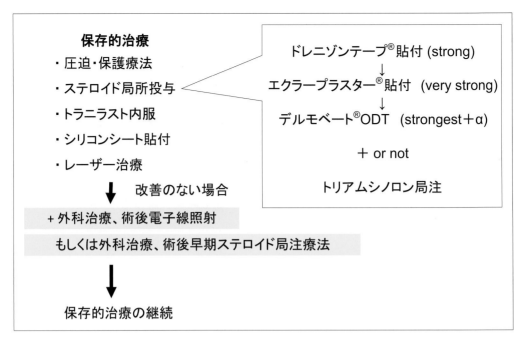

保存的治療
・圧迫・保護療法
・ステロイド局所投与
・トラニラスト内服
・シリコンシート貼付
・レーザー治療

ドレニゾンテープ®貼付 (strong)
↓
エクラープラスター®貼付 (very strong)
↓
デルモベート®ODT (strongest＋α)

＋ or not

トリアムシノロン局注

⬇ 改善のない場合

＋外科治療、術後電子線照射

もしくは外科治療、術後早期ステロイド局注療法

⬇

保存的治療の継続

図 1. 当科の肥厚性瘢痕・ケロイド治療指針

方　法

　ケロイドに対する治療は，ステロイド局所投与などの保存的治療が第一選択である．保存的治療のみでは病勢の制御が困難な場合は，外科的治療を選択する．ケロイドに対して外科的治療を行う際は術後電子線照射か術後早期ステロイド局所投与などの術後補助療法を併用することを基本としている(図1)．ケロイドに対する外科的治療の目的は2つあると考える．1つ目は，病変切除にてケロイド量を減量して病勢を弱めて，様々な保存的治療の有効性を高めることである．2つ目は，病変の形や方向を三次元的に変えることで，瘢痕にかかる張力を減少させることである．その中で全切除後に単純縫縮不能な巨大なケロイドに対して，外科的治療を行う際は，全切除＋植皮再建，全切除＋皮弁再建，分割切除法，部分切除法などの選択肢から，病変の状態，患者の希望などを考慮して，治療方法を決めている．部分切除の際は，病変の瘢痕が成熟化している部分は切除せず，活動性の高い部位のみを選択して部分切除を行い，その後術後電子線照射などの術後補助療法を行っ

ている．さらに，極めて巨大で形状が複雑な病変に対しては，前述の方法を複数組み合わせて外科的治療を行う症例もある．これらの治療戦略について図2にまとめた．

全切除＋植皮再建

　ケロイド全切除後に生じた欠損に対して，他部位から皮膚移植にて創閉鎖を行う．基本的に全層植皮にて再建を行う．分層植皮はドナーにケロイドを発生させるリスクも高く，全層植皮よりもケロイド再発率が高いと考えているため行っていない．植皮術の利点としては，手技が他方法と比べて容易であり，比較的低侵襲であることが挙げられる．一方で，欠点として，創治癒に時間がかかり，そのために後療法の開始が遅れることがあることや，後述する皮弁法と比べて創縁にかかる緊張が解除されにくいことなどが挙げられる[4]．

全切除＋皮弁再建

　ケロイド全切除後に生じた欠損に対して，隣接部位から皮弁移植にて創閉鎖を行う．本方法の利点としては，植皮法と比べて治癒が早いため，早

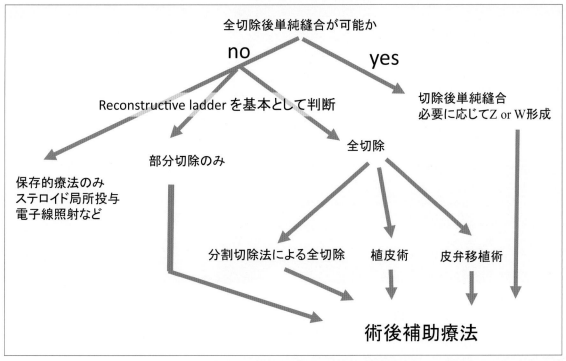

図 2. 巨大ケロイドに対する切除法治療方針決定の流れ

期から術後後療法が開始できる点や，十分に創縁
にかかる緊張を大きく減少できる点が挙げられ
る．欠点としては，病変近傍に新たな瘢痕が形成
されるため，そこに新たなケロイド病変が発生す
るリスクがあることが挙げられる．当科では，胸
部正中の巨大ケロイドに対しては，内胸動静脈穿
通枝を軸とした，プロペラ皮弁を移植する方法を
行っている[5]．その際は，皮弁ドナーに対しても
術後電子線照射などの後療法を併用している．

分割切除法

　巨大色素性母斑などに対して多く行われている
分割切除法である[6]．1回目の手術で単純縫縮でき
る幅でケロイド内切除を行う．術後3〜6か月間隔
で追加切除を繰り返し行い，徐々に病変を減量す
る．最終切除完了後に術後電子線照射法などの後
療法を行う．当科では，肩などの四肢病変に対し
て本方法を適応することが多い．治療期間が長期
間必要となる点が欠点として挙げられる．そのほ
か，エキスパンダーを用いた方法も考えられる

が，現在当科ではケロイドに対しては行っていな
い．

部分切除法

　胸部などの巨大で形状が複雑な病変に適応する
ことが多い．これらの巨大な病変の多くは，辺縁
部に発赤・隆起など強い活動性を示し，中央部で
は瘢痕は成熟化していることが多い．このような
症例では，成熟化した部分の切除は行わず，病変
の活動性の高い辺縁部のみを切除する方法を行っ
ている．辺縁の病変切除後にZ形成やW形成を
行い病変にかかる張力を分散させるようにしてい
る．

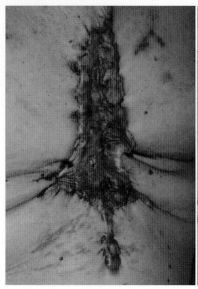 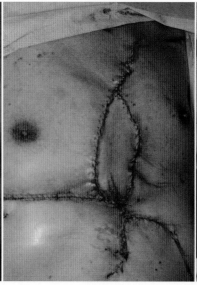 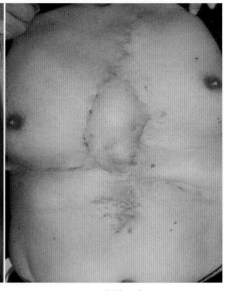

a．術前　　　　　　　　　　　b．術中　　　　　　　　　　c．術後1年

図 3. 症例1：77 歳，男性．胸部ケロイド
胸部ケロイドに対して右胸部からの内胸動脈穿通枝皮弁移植を施行

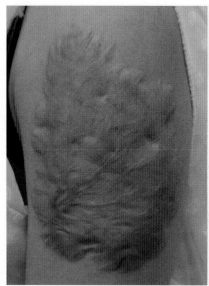 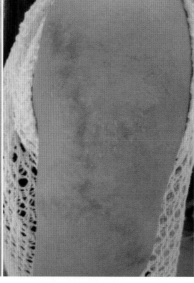

a｜b

図 4.
症例2：24 歳，男性．左肩ケロイド
分割切除4回後電子線照射療法を施行
　　a：術前
　　b：術後1年

代表症例

症例1：77 歳，男性．胸部ケロイド

開胸によるバイパス手術後に創部が隆起し胸部正中に広範囲のケロイドを形成した．受診時のJSW scar scale は17点であった．病変が巨大であったため，単純閉創は困難であり，内胸動脈穿通枝によるプロペラ皮弁を作成，切除部位に移動させて再建した．手術当日から術後電子線照射療

法を 20 Gy/10 fr にて行った．照射は病変部と皮弁採取部に対して照射を行った．術後電子線以外の追加治療は行っていないが，再発もなく経過し，JSW scar scale 0 点を維持している（図3）．

症例2：24 歳，男性．左肩ケロイド

左肩に入れた刺青に対して近医でレーザー治療を行い，同部にケロイドを形成した．初診時，左肩に巨大な隆起性局面を認め，搔痒，疼痛を認めた．症状の強さは JSW scar scale 9 点であった．

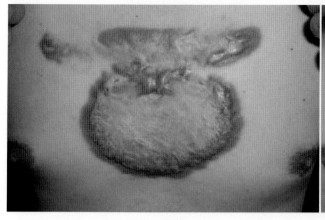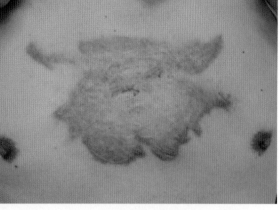

a．術前　　　　　　　　　　　　　　　　b．術後 1 年

図 5．症例 3：49 歳，男性．胸部ケロイド
辺縁の活動性の高い部分のみ部分切除＋Z 形成施行

病変が巨大であったため，3 か月間隔で 4 回に分けて分割切除を施行した．全切除完了後に術後電子線照射を 20 Gy/10 fr にて施行した．現在術後 2 年以上経過したが，特に追加治療なく JSW scar scale 1 点を保っている（図 4）．

症例 3：49 歳，男性．胸部ケロイド，明らかな誘因なし

20 歳ごろから胸部に誘因なく隆起性病変が多発し融合した．初診時，胸部広範囲に軽度隆起した紅斑を認めた．搔痒，疼痛を認めた．症状の強さは JSW scar scale にて 16 点であった．病変が巨大であったが，活動性の高い部位は辺縁のみであり，中央部は成熟瘢痕化していた．そのため，病変内の紅斑部分のみを切除，縫縮した．辺縁は Z 形成を行い創縁にかかる緊張を分散させるようにした．術後電子線照射を 20 Gy/10 fr にて施行した．現在術後 2 年経過したが，特に追加治療なく JSW scar scale 5 点以下を保っている（図 5）．

症例 4：51 歳，男性．胸部ケロイド，明らかな誘因なし

15 歳ごろから胸部にケロイドが出現し増大した．初診時，胸部広範囲に複雑に隆起した不整形の紅斑を認めた．搔痒，疼痛を認めた．症状の強さは JSW scar scale にて 17 点であった．活動性の高い部位と成熟化した瘢痕が混在していた．そのため，病変内の隆起・紅斑部分のみを切除し，

内胸動脈穿通枝皮弁による再建を行った．一部は単純縫縮し，Z 形成を行い創縁にかかる緊張を分散させた．術後電子線照射 20 Gy/4 fr 施行した．皮弁ドナーに対しても電子線照射を行った．現在術後 2 年経過したが，特に追加治療なく JSW scar scale 0 点を保っている（図 6）．

まとめ

ケロイドに対して一般的には可能な限り病変を全切除して，十分に緊張を解除して創閉鎖した後，術後電子線照射や術後早期ステロイド局注療法など後療法を組み合わせることが多いと思われる．しかし病変が巨大であり切除後単純縫縮不能な場合や，患者側の要因で全切除が困難な場合は，より改善が期待できる方法を様々な治療法を提示して，最も生活の質が改善できる方法を採用することが望まれる．

外科的治療にて，病変を減量し，創縁にかかる緊張を解除し，慎重に術後経過観察を継続することで，大きな再発することは防ぐことができる．仮に再発したとしても，早期から保存的治療を行うことで改善が期待できると考える．そのため，治療を開始する前，開始した後のケロイドの評価には JSW scar scale を使用して正しい客観的な術後の瘢痕評価を継続的に行うことが重要と考える．

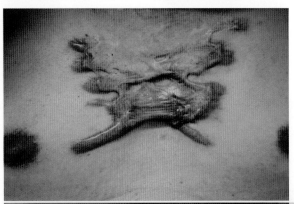

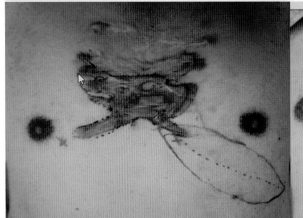

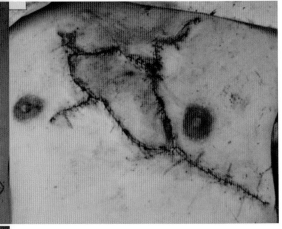

a
b
c

図 6.
症例 4：51 歳，男性．胸部ケロイド
辺縁の活動性の高い部分のみ部分切除 + プロペラ皮弁再建
  a：術前
  b：術中
  c：術後 1 年

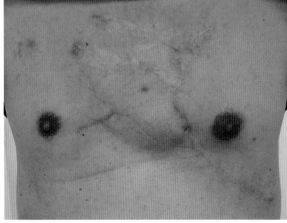

参考文献

1) Akaishi, S., et al.：The relationship between keloid growth pattern and stretching tension：visual analysis using the finite element method. Ann Plast Surg. **60**(4)：445-451, 2008.
2) Ogawa, R., et al.：The relationship between skin stretching/contraction and pathologic scarring：the important role of mechanical forces in keloid generation. Wound Repair Regen. **20**(2)：149-157, 2012.
3) 小川　令ほか：我々のケロイドに対する術後電子線照射法の治療成績．日形会誌．**22**：357-361, 2002.
4) 林　礼人ほか：【外科系医師のための「創傷外科」update】創傷後瘢痕および肥厚性瘢痕・ケロイドの外科治療アルゴリズム．形成外科．**51**：S301-S306, 2008.
5) 増本和之ほか：プロペラ穿通枝皮弁(P³ropeller flap)を用いたケロイド・瘢痕に対する新しい再建術式．瘢痕・ケロイド．**2**：2-5, 2008.
6) 清水史明ほか：背部先天性巨大色素性母斑の 2 例．日形会誌．**28**(5)：341-345, 2008.

FAX による注文・住所変更届け

改定：2015 年 1 月

　毎度ご購読いただきましてありがとうございます．

　読者の皆様方に小社の本をより確実にお届けさせていただくために，FAX でのご注文・住所変更届けを受けつけております．この機会に是非ご利用ください．

◇ご利用方法

　FAX 専用注文書・住所変更届けは，そのまま切り離して FAX 用紙としてご利用ください．また，注文の場合手続き終了後，ご購入商品と郵便振替用紙を同封してお送りいたします．**代金が 5,000 円をこえる場合，代金引換便とさせて頂きます．**その他，申し込み・変更届けの方法は電話，郵便はがきも同様です．

◇代金引換について

　本の代金が 5,000 円をこえる場合，代金引換とさせて頂きます．配達員が商品をお届けした際に，現金またはクレジットカード・デビットカードにて代金を配達員にお支払い下さい(本の代金＋消費税＋送料)．(※年間定期購読と同時に 5,000 円をこえるご注文を頂いた場合は代金引換とはなりません．郵便振替用紙を同封して発送いたします．代金後払いという形になります．送料は定期購読を含むご注文の場合は頂きません)

◇年間定期購読のお申し込みについて

　年間定期購読は，1 年分を前金で頂いておりますため，代金引換とはなりません．郵便振替用紙を本と同封または別送いたします．送料無料，また何月号からでもお申込み頂けます．

　毎年末，次年度定期購読のご案内をお送りいたしますので，定期購読更新のお手間が非常に少なく済みます．

◇住所変更届けについて

　年間購読をお申し込みされております方は，その期間中お届け先が変更します際，必ずご連絡下さいますようよろしくお願い致します．

◇取消，変更について

　取消，変更につきましては，お早めに FAX，お電話でお知らせ下さい．

　返品は，原則として受けつけておりませんが，返品の場合の郵送料はお客様負担とさせていただきます．その際は必ず小社へご連絡ください．

◇ご送本について

　ご送本につきましては，ご注文がありましてから約 1 週間前後とみていただきたいと思います．お急ぎの方は，ご注文の際にその旨をご記入ください．至急送らせていただきます．2～3 日でお手元に届くように手配いたします．

◇個人情報の利用目的

　お客様から収集させていただいた個人情報，ご注文情報は本サービスを提供する目的(本の発送，ご注文内容の確認，問い合わせに対しての回答等)以外には利用することはございません．

　その他，ご不明な点は小社までご連絡ください．

株式会社　**全日本病院出版会**　〒 113-0033 東京都文京区本郷 3-16-4-7F
電話 03(5689)5989　FAX03(5689)8030　郵便振替口座 00160-9-58753

FAX 専用注文書 形成・皮膚 2105

年　　月　　日

○印	PEPARS	定価(消費税込み)	冊数
	2021 年 1 月～12 月定期購読(送料弊社負担)	42,020 円	
	PEPARS No. 171 眼瞼の手術アトラス―手術の流れが見える― 増大号 新刊	5,720 円	
	PEPARS No. 159 外科系医師必読！形成外科基本手技 30 増大号	5,720 円	
	バックナンバー(号数と冊数をご記入ください) No.		

○印	Monthly Book Derma.	定価(消費税込み)	冊数
	2021 年 1 月～12 月定期購読(送料弊社負担)	42,130 円	
	MB Derma. No. 307 日常診療にこの 1 冊！皮膚アレルギー診療のすべて 増刊号 新刊	6,380 円	
	MB Derma. No. 300 皮膚科医必携！外用療法・外用指導のポイント 増大号	5,500 円	
	バックナンバー(号数と冊数をご記入ください) No.		

○印	瘢痕・ケロイド治療ジャーナル		
	バックナンバー(号数と冊数をご記入ください) No.		

○印	書籍	定価(消費税込み)	冊数
	イチからはじめる美容医療機器の理論と実践 改訂第 2 版 新刊	7,150 円	
	臨床実習で役立つ形成外科診療・救急外来処置ビギナーズマニュアル 新刊	7,150 円	
	足爪治療マスター BOOK	6,600 円	
	明日の足診療シリーズ I　足の変性疾患・後天性変形の診かた	9,350 円	
	日本美容外科学会会報　Vol. 42　特別号 「美容医療診療指針」	2,750 円	
	図解 こどものあざとできもの―診断力を身につける―	6,160 円	
	美容外科手術―合併症と対策―	22,000 円	
	運動器臨床解剖学―チーム秋田の「メゾ解剖学」基本講座―	5,940 円	
	超実践！がん患者に必要な口腔ケア―適切な口腔管理で QOL を上げる―	4,290 円	
	グラフィック リンパ浮腫診断―医療・看護の現場で役立つケーススタディ―	7,480 円	
	足育学　外来でみるフットケア・フットヘルスウェア	7,700 円	
	ケロイド・肥厚性瘢痕 診断・治療指針 2018	4,180 円	
	実践アトラス 美容外科注入治療　改訂第 2 版	9,900 円	
	ここからスタート！眼形成手術の基本手技	8,250 円	
	Non-Surgical 美容医療超実践講座	15,400 円	

○	書 名	定価	冊数	○	書 名	定価	冊数
	図説 実践手の外科治療	8,800 円			創傷治癒コンセンサスドキュメント	4,400 円	
	使える皮弁術 上巻	13,200 円			超アトラス眼瞼手術	10,780 円	
	使える皮弁術 下巻	13,200 円			アトラスきずのきれいな治し方 改訂第二版	5,500 円	

お名前
フリガナ
印

診療科

ご送付先
〒　　－

□自宅　　□お勤め先

電話番号
□自宅
□お勤め先

バックナンバー・書籍合計
5,000 円以上のご注文
は代金引換発送になります

―お問い合わせ先―
㈱全日本病院出版会営業部
電話 03(5689)5989

FAX 03(5689)8030

PEPARS

各号定価 3,300 円(本体 3,000 円+税)．ただし，増大号の
ため，No. 123, 135, 147, 159, 171 は定価 5,720 円 (本体 5,200
円+税)．
在庫僅少品もございます．品切の場合はご容赦ください．
（2021 年 4 月現在）

掲載されていないバックナンバーにつきまし
ては，弊社ホームページ(www.zenniti.com)
をご覧下さい．

2021 年 年間購読 受付中！
年間購読料 42,020 円(消費税込) (送料弊社負担)
（通常号 11 冊+増大号 1 冊：合計 12 冊）

---

click

全日本病院出版会 検 索

次号予告

足の再建外科 私のコツ

No. 174（2021 年 6 月号）

編集／東邦大学教授　　　　　　　　林　　明照

PEPARS　No. 173

2021 年 5 月 15 日発行（毎月 1 回 15 日発行）
定価は表紙に表示してあります.
Printed in Japan

ⓒ ZEN・NIHONBYOIN・SHUPPANKAI, 2021

発行者　　末　定　広　光
発行所　　株式会社　全日本病院出版会
〒 113-0033　東京都文京区本郷 3 丁目 16 番 4 号
　　　　　電話（03）5689-5989　Fax（03）5689-8030
　　　　　郵便振替口座 00160-9-58753

印刷・製本　三報社印刷株式会社　　　電話（03）3637-0005
広告取扱店　⑱日本医学広告社　　　　電話（03）5226-2791